Kurt Langbein

RADIESCHEN VON OBEN

Kurt Langbein

RADIESCHEN VON OBEN

Über Leben mit Krebs

ecoWIN

Kurt Langbein
Radieschen von oben
Über Leben mit Krebs

FSC
www.fsc.org
MIX
Papier aus verantwortungsvollen Quellen
FSC® C012536

Das für dieses Buch verwendete FSC-zertifizierte Papier EOS lieferte Salzer, St. Pölten.

1. Auflage

Lektorat: Dr. Arnold Klaffenböck
Gesamtherstellung: www.theiss.at
Gesetzt aus der Sabon
Printed in Austria
ISBN 978-3-7110-0024-8

1 2 3 4 5 6 7 8 / 14 13 12

www.ecowin.at

Inhaltsverzeichnis

„Der Tod zwingt uns zur Bilanz. Seine einzige Überwindung
ist die Überzeugung, dass wir am Ende sagen können:
Ich habe mit anderen zusammen wenigstens so viel verändert,
dass mehr Sinn in diese Welt gekommen ist,
mehr Brüderlichkeit und mehr Liebe. Nur das kann
der Sinn des Lebens sein. Deshalb müssen wir handeln.“

Jean Ziegler durfte 76 werden, bis er diese Aussage prägte.
Ich habe wahrscheinlich nicht so lange Zeit, aber ich finde sie
wunderbar und versuche sie zu nützen.

Vorwort

Eigentlich wollte ich nur Tagebuch führen, um meinen Liebsten zu hinterlassen, warum ich den Weg, den ich ab der Diagnose Krebs gegangen bin, so gewählt habe. Um nachlesbar zu machen, was ich dabei erlebt und empfunden habe, falls das damals für mich Unfassbare eintritt und ich nur noch Monate oder wenige Jahre überleben würde.

Es war kein minutiöses Tagebuch, sondern eine Aufzeichnung von Ereignissen und Denkprozessen, manchmal einmal in der Woche niedergeschrieben, gelegentlich auch seltener.

Nach etwa eineinhalb Jahren, als die Hoffnung größer und die Angst kleiner geworden waren, zeigte ich die Texte Freunden und Verwandten. Sie haben mich einhellig ermuntert, daraus mehr zu machen. Schließlich hat auch Hannes Steiner die Texte gelesen und eindeutig darauf reagiert: Der Verleger wünschte sich ein Buch zum Thema Krebs mit dem persönlichen Bericht als Rahmen.

Ich habe einige Zeit gezögert. Ich habe zwar Hunderte Artikel und mehr als ein Dutzend Bücher geschrieben, aber nie über mich – außer vielleicht einmal, als ich im Magazin „profil" über die Rauchentwöhnung mithilfe von Hypnose berichtete. Es war mir fremd, meine Person in den Mittelpunkt von schriftlichen Betrachtungen zu stellen.

Aber es ist nun viele Monate um meine Person gegangen, um mein Leben, ums Überleben. Und dieser bewegende Kampf hat auch meine Beziehung zu mir selbst verändert. Es entstand etwas, was mir praktisch alle Leidensgenossinnen und Leidensgenossen ähnlich berichteten: Der sehnliche Wunsch, alles hinauszuschreien, was man als von Krebs Betroffener erleidet, erlebt, spürt, erdulden muss.

Dieser Wunsch war dann der Motor, das Buch zu wagen. Und mit dem Schreiben, das ich als Teil eines therapeutischen Prozesses erlebt habe, ist die Skepsis immer deutlicher gewichen, das Buch auch tatsächlich in die Öffentlichkeit zu entlassen.

Ich weiß, dass ich mich in ungewöhnlicher Direktheit offenbare. Aber ich habe erlebt, wie wichtig es in Situationen der extremen Entblößung von allen Schutzhüllen wird, zu wissen, dass man nicht allein ist in seiner Hilflosigkeit und Scham.

Mir ist bewusst, dass ich mich mit der radikalen Subjektivität vieler Textstellen auch angreifbar mache. Aber ich denke, ich kann mich in jeder Situation mit gutem Gewissen der Debatte stellen.

Es ist klar, dass auch bei der Darstellung wissenschaftlicher Zusammenhänge letztlich meine persönlichen Wertungen für den Tenor ausschlaggebend sind. Manches mag zu wenig untermauert wirken, manches zu kursorisch erwähnt, aber die Thesen und Interpretationen entsprechen meiner Überzeugung, die sich zumindest auf einige Jahrzehnte seriöser Suche nach Wahrheiten stützt.

Von Sicherheiten und ihrem schnellen Verschwinden

Also das darf nicht wahr sein. „Dein PSA ist 4,3, da muss schon ein Urologe nachschauen“, sagt mein Hausarzt, den Blick fest auf den Bildschirm seines PC gerichtet. Er empfiehlt mir einen Urologen.

Ausgerechnet. Ich schreibe gerade ein Buch über das österreichische Gesundheitswesen. Ein Kapitel davon handelt von den Folgen des breiten Einsatzes des PSA-Tests, von den Leidenswegen vieler, die wegen dieses ungenauen Tests in die Maschinerie der Medizin geraten und impotent sowie inkontinent werden, obwohl das Prostatakarzinom wahrscheinlich niemals lebensbedrohlich geworden wäre. Und Reinhard, mein Hausarzt und Freund, hat mir beim Labortest des Blutes im Rahmen der Gesundenuntersuchung den PSA einfach untergejubelt. „Routine“, sagt er auf meinen fragenden Blick.

Jetzt stecke ich in der Zwangslage, über die ich immer nur geschrieben habe.

Den Wert ignorieren?

Oder die ersten Schritte in die Maschinerie tun?

Dezember 2008. Der Urologe ist ein penibler Mensch. Einer jener Ärzte, die gerne alles im Griff haben. Sorgen wären völlig unbegründet, sagt er gleich, selbst im ungünstigen Fall hätte ich nichts zu befürchten, er und seine Kollegen hätten das Prostatakarzinom komplett unter Kontrolle.

Und die Impotenz und die Inkontinenz durch die Entfernung der Prostata? Jaja, das könne schon passieren als Folge der Operation, aber auch dann gäbe es ja noch Mittel. Viagra beispielsweise habe sich schon ganz gut bewährt. Aber jetzt wären einmal

Antibiotika angesagt, weil der erhöhte Wert auch von einer Entzündung durch eine Infektion herrühren könnte, und dann sollte ich noch einmal zum Labor.

14 Tage später beträgt der PSA 4,7. 3,5 gelten in meinem Alter als noch akzeptabel. Jetzt müssen wir stanzen, sagt der Urologe. Wohin? Überall in die Prostata, zwölf Mal in regelmäßigen Abständen, jeweils ein paar Millimeter voneinander entfernt.

Und wenn die Gewebsproben nichts ergeben?

Dann müssen wir nach sechs Monaten wieder stanzen, weil es ja sein kann, dass zwischen den Stanzzylindern doch krankes Zellgewebe unentdeckt geblieben ist. Aber das sei unproblematisch, schmerzfrei, und es gäbe auch keine Narben.

Und danach?

Ja, das ginge dann eben so weiter, wenn der PSA-Wert problematisch hoch bleibt.

Ich kenne Erzählungen von Männern über die durch den Damm oder den Enddarm in die Prostata getriebenen Stanznadeln, die gar nicht nach schmerzfrei und spurlos klingen, und ich habe Zweifel, dass derartige Gewebsproben über viele Jahre wiederholt völlig harmlos sind.

Mein Hausarzt versteht die Skepsis und erzählt mir von den Innsbrucker Radio-Urologen, die ein neuartiges Verfahren anwenden, das etwas intelligenter den Krebsverdacht untersuchen kann: Mit der Elastographie könne die Gewebsdichte festgestellt werden, weil ein Krebsgeschwür etwas dichter ist als normales Prostatagewebe. Mit der Kontrastmittel-Sonographie wiederum sieht man die für Krebs typischen Verdichtungen der Blutgefäße. Ich lese nach. Das Verfahren ist noch umstritten, offenbar hängt seine Genauigkeit sehr von der Erfahrung des Röntgenologen ab. International wird es aber bereits breiter eingesetzt als in Österreich.

Vom Journalisten zum Patienten

Ich kenne die Innsbrucker Urologen und Radiologen. Von ihnen handelt ein anderes Kapitel des Buches, an dem ich gerade schreibe. Hannes Strasser, Oberarzt und Professor an der Innsbrucker Urologie, hatte mit einer Studie im führenden Fachblatt „The Lancet“ zunächst weltweit für Furore gesorgt. Der erste Durchbruch mit einer Stammzellentherapie, so der Bericht, sei ausgerechnet bei einem der verschämtesten Volksleiden gelungen. Die Harninkontinenz, unter der weltweit zirka 30 Prozent der über 60-Jährigen leiden, konnte durch das Einsetzen von Stammzellen aus dem eigenen Oberarm der Patienten in den geschwächten Schließmuskel der Harnblase erfolgreich und nachhaltig behandelt werden. Unglaubliche 91 Prozent der behandelten Patienten würden wieder frei von ihrem peinlichen Problem sein, während die Patientinnen in der Kontrollgruppe, die nur mit dem üblichen Kollagen behandelt wurden, weiter mehrheitlich Windeln benötigten.

Ein sensationeller Durchbruch, der größte medizinische Fortschritt seit der Erfindung der Nierensteinzertrümmerung, tönte es durch Fach- und Publikumspresse sowie Fernsehen. Dem jungen Professor Strasser und der von ihm mit gegründeten Firma „Innovacell“, welche die Stammzellen vermehrt, wurde ein weltweiter Siegeszug vorhergesagt.

Doch die Studie entpuppte sich als Resultat von Manipulationen. Nachdem einigen Mitgliedern der Ethikkommission der Innsbrucker Uni-Klinik Ungereimtheiten aufgefallen waren, ergab eine Überprüfung durch die Behörden: Die Untersuchungswerte etlicher Patientinnen fehlten, die Bestätigung über die Versicherung der Versuchsreihe war offenbar gefälscht. „Die Inspektoren äußern Zweifel an der Existenz der Studie und den Verdacht auf Dokumentenfälschung", schließt der Inspektionsbericht.

Nach dem Prüfbericht der Bundes-Aufsichtsbehörde AGES PharmMed schaffte es die österreichische Forschung einmal auf die Titelseite der Fachzeitschrift „Nature". „Es ist etwas faul im Staate Österreich", lautete am 20. August 2008 der Schlusssatz des Editorials des bedeutenden Wissenschaftsblattes, „und es ist nötig, die Missstände zu identifizieren und offen mit ihnen umzugehen".

Der Radio-Urologe Ferdinand Frauscher, an den ich mich nun als Patient wenden sollte, war Mitautor von Strassers Skandal-Studie. Ich hatte vorgehabt, ihn zu kontaktieren – aber nicht wegen meines PSA-Wertes, sondern um seine Rolle bei den Manipulationen zu hinterfragen. Kann ich das vermischen? Ich entschied mich für offenes Vorgehen und kontaktierte ihn.

Frauscher reagierte freundlich und offen – ich bekam einen Termin für die Untersuchung als Patient und einen für ein Gespräch als Journalist.

Die Studien-Ergebnisse seien bei den Frauen vielversprechend gewesen, erinnert sich Frauscher. Bei den Männern habe es viel mehr Schwierigkeiten gegeben, weil die Operation der Prostata meist Narbengewebe hinterlässt, welches oft die Hauptursache für die Inkontinenz ist und sich mit stärkeren Schließmuskeln kaum beeinflussen lässt.

Doch Shootingstar Strasser, Arzt und Gesellschafter der Firma „Innovacell", welche die Stammzellen herstellte, habe auf die zahlungskräftige Klientel der Männer jenseits der 50 nicht verzichten wollen.

Und als er dann 2005 die Ergebnisse der Therapien der Redaktion von „The Lancet" geschickt hatte, sei von dort die Replik gekommen, dass für eine Publikation nur ein nach modernen Standards entwickeltes Studiendesign infrage käme: mit einer Vergleichsgruppe, die konventionell behandelt wird, und mit einer Genehmigung der Ethikkommission. Professor Frauscher erzählt, er habe Strasser damals gesagt, dass das Team nur Daten liefern könne, die vorhanden sind, und sei davon ausgegangen, dass Strasser das auch so gemacht hat.

„Ich war sehr erschrocken, als mir die Inspektoren Eintragungen in Krankengeschichten vorlegten, die angeblich meine Unterschrift trugen, die ich aber gar nicht kannte", erinnert sich Ferdinand Frauscher an die Tage der Überprüfung im April 2008. Der Professor an der Uro-Radiologie hatte die Technik entwickelt, wie unter Beobachtung durch hoch auflösenden Ultraschall die Zellen exakt in den Schließmuskel injiziert werden können. Er war im Rahmen der Studie auch für die Kontrolle der Ergebnisse zuständig. Die angebliche „Kontrollgruppe", die nur mit Kollagen behandelt worden sein soll, kenne er gar nicht, sagt er. „Solche Patientinnen habe ich nicht untersucht". Auch das Manuskript habe er gar nicht gekannt und auch nicht gewusst, dass die Ergebnisse nun als „prospektive randomisierte Studie" tituliert wurden, erklärt er die problematische Praxis an Österreichs Medizin-Universitäten. Denn von einer Vergleichsgruppe, die für ein solches Studiendesign unerlässlich ist, sei ebenso nie die Rede gewesen wie von einer prospektiven Studie, bei der vor Studienbeginn das Konzept genau festgelegt wird. Sie hätten einfach Patienten behandelt und die Ergebnisse aufgezeichnet. Aus wissenschaftlicher Sicht gab es also keine gesicherten Ergebnisse.

Ein Jahr des Zögerns

Auch für mich selbst hat Ferdinand Frauscher, der mich mit seiner Offenheit und Geradlinigkeit beeindruckt, beim Patienten-Gespräch Anfang Januar 2009 Beruhigendes parat. Mit seiner Diagnostik bei Prostatakrebs-Verdacht habe er jedenfalls sehr gute Ergebnisse an zwischenzeitlich mehr als 3000 Patienten. „Wir sind mit unserer Methode in der Lage, in etwa 60 Prozent der Fälle eine Biopsie zu vermeiden", erzählt er mir. Die Bildgebungsdiagnostik mittels Elastographie und Kontrastmittel-Sonographie werde zwar vom Großteil der Urologen nicht als Standard-Verfahren anerkannt, aber er sei sicher, dass er auch bei mir rechtzeitig erkennen könne, wann die Biopsie tatsächlich notwendig ist, um eine Krebserkrankung beizeiten zu erkennen. Denn eine solche Vielfach-Stanzung sei selbstverständlich nicht unproblematisch und hinterlässt Narben im Gewebe.

Während ich mich zur Seite lege und die Kontrastmittel in die Venen gespritzt bekomme, erklärt er mir sehr plastisch die Anatomie der Prostata, die ich auf den Bildschirmen sehen kann, während er den Echosignalverstärker in den Enddarm schiebt. Ich sehe deutliche Zonen stärkerer Durchblutung, die Frauscher aufgrund der Art ihrer Ausbreitung als typisch für eine Entzündung interpretiert. Und er zeigt mir an der linken Seite des pflaumengroßen Organs, das auf dem Bildschirm vielfach vergrößert ist, eine Stelle, wo das Gewebe verdichtet ist. Er misst die Dichte und sagt, das sei wohl kein Krebs, jedenfalls kein aggressiver, denn ein solcher habe eine wesentlich höhere Dichte.

Wir bleiben noch sitzen und sprechen über die Ursachen, warum bei der Prostata die medizinische Diagnostik immer noch so vorsintflutlich ist. Nirgendwo sonst als bei diesem verschämten Ort in der Anatomie des Mannes muss heute noch ungezielt herumgestanzt werden, um festzustellen, ob ein Krebsverdacht zu Recht besteht. Frauscher meint, dafür sei eine Mischung aus mangelndem Körperbewusstsein der älteren Männer, also auch der maßgeblichen Mediziner, und einem enormen Beharrungsvermögen der Urologen aus ökonomischen Gründen verantwortlich. Die Stanzerei ist im Gröscherlgeschäft der Abrechnungskataloge mit Gesamtkosten von 300 bis 700 Euro immerhin eine Position mit stattlicher Honorierung und bildet für routinierte Urologen einen soliden Sockel in der Honorar-Abrechnung.

Ich müsse mir jedenfalls keine Sorgen machen und soll im Mai wiederkommen, um erneut das Gewebe der Prostata in Augenschein nehmen zu lassen.

Ich besuche nach meiner Rückkehr in Wien erneut den konventionellen Urologen. Er rät eindringlich zum Stanzen, spricht wieder davon, dass er alles im Griff habe und ich mir auch im Krebsfall keinerlei Sorgen zu machen brauche.

Er spricht wieder über sich und auch ein Organ in meinem Körper, aber nicht mit mir.

Er kenne die Innsbrucker, lässt er Verachtung durchblicken, als ich meinen Ausflug zu Professor Frauscher erwähne. Aber er lässt sich dann zur Äußerung überreden, dass für vier Monate ein Abwarten kein wirkliches Problem bedeutet.

Anfang Februar 2009, drei Monate nach dem verdächtigen PSA-Befund, erfolgt wieder der Routinebesuch bei Eva Brownstone, der Wächterin über meinen Darm. Seit fünf Jahren schon inspiziert die erfahrene Gastro-Enterologin mit ihrem Endoskop meine Eingeweide. 2004, bei meiner Premiere, hat sie einen bereits von Krebs im Frühstadium befallenen Polypen entdeckt und entfernen können, der die Dimensionen einer Marille erreicht hatte. Seither hat sie praktisch jedes halbe Jahr kleinere Polypen abgetragen, manche mit Krebsvorstufen im Zellgewebe. „Heute können Sie ruhig nach Hause gehen“, sagt sie, als ich aus dem Dämmerzustand aufwache, in den sie mich freundlicherweise versetzt, während sie in meinem Darm Erkundigungen durchführt. Erstmals kein Polyp, nur deutliche Entzündungsanzeichen des Darmes und erste Divertikel. Erstmals seit fünf Jahren eine Untersuchung ohne Befund aus ihrer Sicht.

Ich freue mich, bin aber nicht so erleichtert wie sie. Denn die Entzündung macht mir Sorgen, auch weil gleich daneben im Unterbauch in oder um die Prostata offenbar eine zweite besteht – wirklich eine zweite?

„Du musst jetzt wirklich etwas tun, weil ich den Eindruck habe, so sehe ich Dich nicht mehr lange“. Andreas Bayer, TCM-Mediziner und Freund, identifiziert nach kurzem Blick auf meine Zunge, die eine tiefe schwarze Rinne durchzieht, und nach ruhigem Abtasten der diversen Pulse, die chinesische Mediziner aus ungeklärten Gründen unterscheiden können, ein massives Entzündungsgeschehen im Unterbauch. So bedrohlich und massiv habe ich seine Versuche, meinen Lebensstil zu beeinflussen, noch nie erlebt. Er rät mir einmal mehr, Alkohol und Milch aus meinem Leben zu verbannen und mich vernünftig zu ernähren. Letzteres habe ich teilweise in mein Leben integriert. Zweiteres fällt mir zwar leichter, aber nach einigen Wochen merkwürdig steifem Schaum der Soja-Milch im Frühstückskaffee werde ich ihm wieder untreu. Die Skepsis der TCM-Mediziner gegenüber der Kuhmilch ist zwar mehr als ein Mitbringsel aus der chinesischen Tradition, wo tatsächlich viele Menschen die Milch nicht verarbeiten können – in China sind das etwa 40 Prozent, in Japan sogar 80 Prozent. Auch in Europa leidet etwa jeder Vierte an Lactose-Unverträglichkeit, genaue Zahlen gibt es allerdings nicht. Aber ich kann bei mir keinen Zusammenhang zwischen Milchkonsum und den durchaus häufigen Verdauungsproblemen erkennen. Und die Ansicht der Traditionellen Chinesischen Medizin (TCM), dass Milch befeuchtend-schleimend wirkt und das die Krebsentstehung begünstigen könne, kann ich irgendwie nicht teilen.

Beim Alkohol, der mich tatsächlich schon lange an vielen Abenden in beachtlichen Mengen begleitet, folge ich diesmal für einige Monate den Empfehlungen des Mediziners. Sogar beim Segeltörn zu Pfingsten trinke ich keinen Tropfen.

Dazu ein Mix aus chinesischen Arzneien und Akupunktur. Ein wenig hoffe ich schon darauf, dass null Alkohol – was mir übrigens gar nicht schwerfällt – und die Medizin die Entzündungen beeinflussen können. Die Schulmedizin hat dafür ohnehin nur Schulterzucken parat, obwohl für alle evident ist, dass aus chronischen Entzündungen oft Krebs entsteht.

Im März erscheint mein neues Buch „Verschlusssache Medizin". Eigentlich eine Systemanalyse, die Fehlsteuerungen und Reformbedarf in allen Segmenten des Medizinbetriebes aufzeigt. Doch ich habe interne Prüfprotokolle aus den niederösterreichischen Kliniken zugespielt bekommen, die katastrophale Qualitätsmängel mit vielen vermeidbaren Todesfällen dokumentieren, dazu auch noch viele unnötige Operationen, nur um Abrechnungspunkte zu erhalten – und deren Vertuschung, weil die Unterlagen von Landeshauptmann Erwin Prölls Vasallen zur Verschlusssache erklärt wurden. Bei der erfreulich gut besuchten Pressekonferenz zitiere ich daraus und stelle eine Hochrechnung in den Raum, wonach jährlich 2500 Menschen in Österreichs Krankenhäusern an vermeidbaren Behandlungsfehlern sterben. Eine seriöse Zahl, die von Kennern als wahrscheinlich zu gering bezeichnet wird, und meine Kollegen stürzen sich wie Fakten-Habichte auf sie.

Ein Medienrummel wie zu alten Zeiten ist die Folge, polemische Debatten und einige Zeit Interviews für Radio und TV im Stundentakt, aber auch gute Dialoge und der wachsende Eindruck, dass eine breite Schicht von Medizinern etwa in meinem Alter und darunter wirklich eine qualitätsvolle Medizin will und nun auch bereit ist, dafür Kopf und Stimme zu erheben, zumindest ein wenig. Ich argumentiere, diskutiere, streite mit Freude und Elan, fast überall gibt es in den Diskussionen auch Klinikvorstände, die sagen, ja, es steht schlecht um die Behandlungsqualität, es muss etwas geschehen. Nur die sturen alten Beschönigungs-Hofräte der Ärztekammer-Spitze bleiben bei der Linie des Leugnens und Vertuschens.

Wieder einmal eine der seltenen Phasen, in der ich das ungemein wohltuende Gefühl habe, Sinnvolles zu tun. Aber dennoch registriere ich, dass es sich anders anfühlt: Mehr wie eine Gesamtbilanz, mehr wie ein Abschluss.

Mitte Juni dann wieder ein Besuch in der Innsbrucker Uni-Klinik. Ein freundliches, ausführliches Gespräch, ich bringe Ferdinand Frauscher das inzwischen erschienene Buch mit. Er kennt es offenbar. Der Skandalstudie, an der er mitgewirkt hat, ist ein Kapitel gewidmet. Wir diskutieren, warum der zumindest für Frauen Erfolg versprechende Ansatz zur Bekämpfung der Inkontinenz nun so in Misskredit geraten ist, und ob es da Auswege gibt.

Dann lege ich mich wieder zur Seite. Das bunte Bild der verdichteten Blutgefäße kommt mir etwas deutlicher vor, ihm offenbar auch. Der PSA ist mit 5,1 etwas höher statt wie erhofft niedriger. Für Frauscher sind das Anzeichen einer massiven Entzündung der Prostata. Es folgt ein längeres Gespräch über die Schwäche der Schulmedizin, mit solchen Entzündungen sinnvoll umzugehen. Er empfiehlt ein Mittel, das eigentlich bei Prostataentzündung eingesetzt wird. Und er meint, wir sollten jedenfalls warten, bis die Entzündung abgeklungen ist.

Der Urologe in Wien sagt einmal mehr: Wir müssen stanzen. TCM-Arzt Andreas und Hausarzt Reinhard meinen wie Ferdinand Frauscher, in eine akute Entzündung zu stanzen sei nicht wirklich sinnvoll. Noch einmal der Versuch, die Entzündung zu beeinflussen, diesmal mit Finasterid, Boswelliasäure aus dem indischen Weihrauch und Akupunktur. Weihrauch hat sich inzwischen in einigen schulmedizinischen Studien bei chronischen Entzündungen von Darm und Gelenken als gut wirksam erwiesen, und es hat im Gegensatz zu Cortison oder anderen chemischen Hämmern keine zerstörerischen Nebenwirkungen.

Finasterid wird bei vergrößerter Prostata eingesetzt, steht allerdings auch im Verdacht, ausgerechnet die aggressivsten Formen des Prostatakrebses (ab Gleason Score 8 auf der zehnteiligen Skala) zu begünstigen. Dr. Frauscher weiß das, aber er hofft, durch den kurzen zweimonatigen Einsatz die Entzündung wegzubekommen, so kurzfristig kann der Schaden wohl kaum auftreten.

Einmal in der Woche lege ich mich auf eine von Andreas Bayers Ordinationsliegen und lasse mir mehr als ein Dutzend Nadeln in Stirn, Fußgelenke, Bauch und Arme stechen.

Wie praktisch immer sinke ich in der halben Stunde, in der die Nadeln ihre Arbeit verrichten sollen, in einen Dämmerzustand, in dem der Verstand allerdings wach weiterarbeitet. Es kribbelt und zieht an etlichen Stellen des Körpers, und ich stelle mir das heilsam vor, weil ich erlebt habe, dass die chronische Entzündung meines Darmes in solchen Behandlungsperioden abgeklungen ist.

Die dünnen Akupunkturnadeln der traditionellen chinesischen Medizin werden inzwischen weltweit breit eingesetzt, vor allem auch in den westlichen Industriestaaten.

Untersuchungen zeigen, dass sie bei Erbrechen, Asthma, Migräne und vielen anderen Erkrankungen sowie vor allem bei chronischen Schmerzen gut oder sogar besser wirken als die besten westlichen Medikamente.

Doch wie Akupunktur tatsächlich wirkt, ist für die westliche Medizin immer noch ein Rätsel.

Nachgewiesen werden konnte bisher etwa, dass die Stimulation von speziellen Akupunkturpunkten auf den Füßen eine ähnliche Reaktion im Gehirn auslöst, wie es die direkte Reizung des Auges durch Licht vermag. Ähnliche Effekte kennt man von Akupunkturpunkten, welche die Hände repräsentieren.

Andreas Bayer, der damals die TCM-Privatuniversität in Wien leitete, hat mir bei der Arbeit für einen Dokumentarfilm über die Geschichte der chinesischen Medizin geholfen. Er hat in Wien und Peking Medizin studiert. Seine Erklärungen, wie die Energieflüsse der Meridiane und der Einfluss der Nadeln auf sie auch mit der durch die Naturwissenschaften eher verengten

Denkweise unserer Breiten verstehbar sind, haben mich überzeugt.

„Die Meridiane spielen in der chinesischen Medizin nur als dialektisches Konstrukt in einem funktionellen System eine Rolle“, versuchte er den scheinbaren Widerspruch zu erklären. „Das Meridiansystem umschreibt energetische Abläufe im Körper im Verhältnis Yin zu Yang. Einzig für die westliche Welt stellen Meridiane so etwas wie eine greifbare Komponente dar. Daher versuchen seit Jahrzehnten westliche Wissenschaftler nachzuweisen, dass es sie gibt – oder auch nicht, um die Wirksamkeit der chinesischen Medizin zu bestätigen oder zu widerlegen. Chinesen regt das höchstens zum Schmunzeln an“.

Die Therapien erscheinen mir sinnvoll, ich bin den Sommer über meist recht zuversichtlich.

Manchmal freilich beginnt die Angst kurz aufzuflackern, dass es nicht einfach eine Entzündung ist, die da die Befunde in die Höhe treibt und den Medizinern Sorge bereitet.

Prostatakrebs mit 55? Warum ich? Warum jetzt?

Ich hasse Krebs

Welch wuchtige Ängste das Wort Krebs auslösen kann, ist mir vertraut. Es sind erst auf den zweiten Blick wirklich begreifbare Ängste. Denn an Krebs sterben nach wie vor weniger Menschen als an Erkrankungen von Herz und Kreislauf, und viele leben recht lange mit der so hoffnungslos wirkenden Diagnose. Auch die meisten anderen Krankheiten, die häufig zum Tod führen, sind bis heute kaum heilbar.

Aber Krebs hat etwas besonders Beängstigendes: Bei keiner anderen Krankheit vernichtet ein Teil des Körpers – jene verrückt gewordenen Zellen – den anderen gesunden so systematisch und planvoll. Dies ist nur noch bei seltenen Autoimmunerkrankungen der Fall, bei denen das körpereigene Abwehrsystem Organe angreift und zerstört. Krebszellen sind unsterblich, wie die Stammzellen, die nach einem unendlich komplexen Bauplan alle unsere Körperzellen kreieren und nachbauen. Doch Krebszellen bauen nur sich selbst nach, sie schaffen ständig Klone ihrer selbst, die im Körper keine Funktion haben, im Gegenteil, sie verbrauchen dessen Energie und beanspruchen Platz, wo keiner ist. Sie überlisten das Immunsystem des Körpers durch vielerlei Maskerade, und sie zwingen dem gesunden Organismus auf, sie mit eigenen, von der Natur eigentlich nicht vorgesehenen Blutgefäßen zu versorgen, die in sie hineinwachsen. Doch damit geben sie sich nicht zufrieden – erst einmal stattlich etabliert, schicken sie einzelne Zellen oder kleine Zellhaufen durch die Lymphbahnen zu anderen Organen, um sich auch dort breitzumachen.

Es ist letztlich die Masse an Zellen mit ihrem Energieverbrauch, welche den Ursprungsorganismus durch Auszehrung tötet oder lebenswichtige Funktionen durch ihren Druck zum Stillstand bringt.

Ein Exzess des Lebens, der das Leben vernichtet.

Was die Tatsache bedeutet, dass Krebszellen unsterblich sind, wurde mir bei der journalistischen Beschäftigung mit der Krebsforschung deutlich. Die „HeLa“ genannte Zelllinie, die in praktisch allen medizinischen Labors der Welt milliardenfach verwendet wird, stammt von einer einzigen Frau, die bereits seit mehr als 50 Jahren tot ist: Henrietta Lacks, ihre Initialen He-La wurden zum Namen der unsterblichen Zellen. Solange HeLa-Zellen Kontakt zu Nährlösungen haben und weder Frost noch extremer Hitze ausgesetzt sind, vermehren sie sich unentwegt weiter.

Henrietta La[illegible]hr nur zufällig davon, als Barbara Lacks im Somm[illegible]endessen im Haus ihrer Freundin in Baltimore ein[illegible]ediz[illegible]ennenlernte – ein Vierteljahrhundert nachdem die Frau zur unfreiwilligen Zellspenderin geworden war. „Ihr Name kommt mir so bekannt vor“, hatte der Wissenschaftler aus Washington gesagt. „In meinem Labor arbeite ich mit Zellen, die von einer Henrietta Lacks stammen. Sind Sie mit ihr verwandt?“ – „So hieß meine Schwiegermutter“, sagte Barbara erschrocken. „Aber sie ist seit 24 Jahren tot. Wie können Sie dann mit ihren Zellen arbeiten?“ Erstmals erfuhren Barbara und ihr Mann: Die Zellen der Mutter leben in vielen Millionen Exemplaren – sie werden auf der ganzen Welt verwendet.

Henrietta Lacks starb 1951, gerade 31 Jahre alt, an Gebärmutterhalskrebs. Alarmiert von irregulären Blutungen hatte sie ihren Hausarzt aufgesucht. Der Tumor wurde entdeckt, eine Gewebeprobe entnommen. Ein Stück davon sandte der behandelnde Arzt der Klinik routinemäßig an das hauseigene Forschungslabor für Gewebekulturen. Dessen Leiter, George Gey, hatte schon lange vergeblich versucht, Tumorzellen im Reagenzglas am Leben zu halten und sie als Rohstoff für Laborversuche zu züchten. Mit den Krebszellen aus Henrietta Lacks’ Gebärmutter gelang es ihm zum ersten Mal. Sie überlebten nicht nur in einer Nährlösung –

sie teilten sich dort auch im unvorstellbar schnellen Takt von 20 Stunden.

Das war – während ihre Schöpferin im Sterben lag – die Geburtsstunde der „HeLa-Zellen“, die wegen ihrer Schnelligkeit bei der Vermehrung und Robustheit innerhalb weniger Jahre zu einem der wichtigsten Werkzeuge der Biomedizin wurden, unzählige Entdeckungen ermöglichten und bis heute als Standard-Zellen in jährlich abertausend wissenschaftlichen Untersuchungen fungieren.

Nicht nur in der Krebsforschung: George Gey etwa war vor allem an dem Erreger der Kinderlähmung interessiert. Dank der HeL[illegible]Zellen konnte das verursachende Poliovirus schon 1953 so st[illegible]hrt werden, dass es gelang, aus abgetöteten Viren einen Im[illegible] entwickeln.

Un[illegible]liche Zellen einer lange verstorbenen Frau als Grundlage für Forschung nach neuen Behandlungschancen?

Krebszellen transzendieren di[illegible]prinzipielle Endlichkeit des Lebens und bringen dennoch d[illegible]

In mir werden Sze[illegible] und [illegible]ach, die mir als Journalist galten. „Ich hasse Kreb[illegible] sein Geheimnis“, hatte mir Bernd Gänsbacher [illegible] Memorial Sloan-Kettering Cancer Center erzählt. E[illegible] der 1990er-Jahre, und der [illegible]Südtirol stammende Medizi[illegible]hörte zu den Pionieren eines [illegible]amals völlig neuen Verständ[illegible] der Erkrankung, an der mehr [illegible]ls ein Drittel der Mensch[illegible]ndustriestaaten sterben. „Jahrzehnte haben Millionen [illegible] durch Chemotherapie und Strahlen schwere Belastungen auf sich genommen, ohne dass das ihr Leben nennenswert verlängert hätte“, kritisierte der Mediziner erstaunlich deutlich die damals wie heute gängigen Therapieansä[illegible]iner Kollegen. Aber nun sei ein neues Zeitalter angebrochen, statt mit Streubomben und Sperrfeuer aus Maschinengewehren werde in Zukunft mit Präzisionswaffen vorgegangen.

Ich war für die Zeitschrift „profil“ auf einer Recherchereise, um die neuen Ansätze der Gentechnik bei der Bekämpfung von

Aids und Krebs kennenzulernen, und schrieb begeisterte Artikel über die Erkenntnisse der Gen-Ingenieure, wie die Tricks der Krebszellen, mit denen sie den Kampf gegen das Immunsystem gewannen, durch noch schlauere Tricks bekämpft werden könnten.

Die jungen Pioniere der Gentechnik waren voller Optimismus: Der „König aller Krankheiten“, wie der Arzt und Pulitzer-Preisträger Siddhartha Mukherjee Krebs treffend bezeichnet, werde bald wirksam behandelt werden können.

Tatsächlich hat die Genforschung in diesen Jahren das Verständnis von der Funktion der Zellen und ihrer vielen Bestandteile und damit auch von Krebszellen sprunghaft erweitert und vertieft.

Das Verständnis über die rätselhaften und unheimlichen Wucherungen hatte sich über viele Jahrhunderte nur wenig verändert. Hippokrates und seine Schüler hatten die Tumoren Karkinos – Krebs – genannt, weil sie sich wie Krabben aus hellem, schlecht durchblutetem Gewebe ins Fleisch eingruben. Man versuchte sie wegzuschneiden und auszuhungern, später mit radioaktiven Strahlen oder Chemie abzutöten – sehr oft ohne Erfolg.

Die Genforschung bot nun eine Chance, zu verstehen, warum Zellen so entarten, dass sie sich unkontrolliert vermehren, und warum das Immunsystem ab einem bestimmten Punkt dagegen nichts mehr ausrichten kann. Die weitverbreitete Annahme, die bösartigen Tumoren seien zumindest zu Beginn ausschließlich die Erkrankung einzelner Organe, wich einem neuen Bild, das bis heute seine Gültigkeit behalten hat.

Wir alle haben Krebs

Jeder Mensch hat Krebs, besser gesagt, jeder Mensch erleidet täglich mehr als 10.000 Krebse. Manche Forscher schätzen die Zahl der „Neuerkrankungen“ sogar auf täglich gut 100.000.

Und das ist zunächst einmal ein Zeichen der Vitalität. Unser Organismus erneuert sich nach einem gigantischen Plan ständig. Die Zellen unserer Haut sind heute andere als vor nur sechs Wochen, aber auch die Zellen aller anderen Organe versehen nur eine bestimmte, vorgegebene Zeit ihren Dienst. Seit einiger Zeit wissen wir: Sogar im Gehirn, dessen Zellen lange Zeit als fix und nicht erneuerbar galten, entstehen bis ins hohe Alter ständig neue Nervenverbindungen durch die Teilung von Neuronen.

Wenn sich eine Körperzelle teilt, wird ihr Erbgut, die DNA, verdoppelt. Die Endstücke der Chromosomen, die sogenannten Telomere, enthalten selbst keine Erbinformationen und dienen hauptsächlich dazu, dass ein bestimmtes Enzym andocken kann, um das Erbmaterial bei der Zellteilung zu verdoppeln. Bei jeder Zellteilung verkürzen sich die Telomere allerdings ein kleines Stück. Nach etwa 50 Teilungen ist für die meisten Zellarten endgültig Schluss. Die Telomere sind verbraucht, die Zelle damit nicht mehr teilungsfähig. Was dann folgt, ist entweder ein permanenter Wachstumsstopp oder Mikro-Tod in kleinsten Dosen. Apoptose nennen Biologen den natürlich programmierten Zelltod, der sich täglich rund 50 Milliarden Mal in einem menschlichen Körper ereignet: Die Zelle wird glasig, schrumpft und löst sich schließlich auf. Sie wird von anderen, jüngeren Zellen ersetzt.

Dieser Tod ist überlebenswichtig. Weil nicht jede Zellteilung genau nach Plan verläuft, schleichen sich beim Kopieren der DNA nach und nach mehr oder weniger große Fehler ein. Ohne das Absterben der Zellen würden sich solche Erbgutschäden häufen und zu unerwünschten Folgen wie etwa Zellwucherungen oder Funktionsstörungen in den Organen führen.

Eine davon kennen wir unter dem Sammelbegriff Krebs.

UV-Strahlen, Radioaktivität, Belastung durch freie Radikale oder einfach Kopierfehler führen dazu, dass etwa eine von 10.000 Zellteilungen eine besondere Zelle hervorbringt. Sie ist genetisch so verändert, dass sie sich unentwegt weiterteilt. Und noch wesentlicher: Das Zelltodprogramm ist bei ihr abgeschaltet.

Gegenspieler Immunsystem

Das Immunsystem des Menschen hat über Hunderttausende Jahre gelernt, mit allerlei Attacken fertig zu werden. Schädliche Bakterien und Viren müssen erkannt und entfernt werden. Aber auch körpereigene Zellen werden von den sogenannten Makrophagen gefressen oder dem Zelltod preisgegeben, wenn sie nicht mehr so funktionieren, wie sie es sollen.

Die Komplexität der körpereigenen Abwehr stellt moderne Großrechner in den Schatten, die Raffinesse und Präzision ließe jeden Geheimdienstchef, die komplexe Kooperation jeden Wirtschaftstheoretiker vor Neid erblassen: Um den menschlichen Körper vor ungebetenen Gästen zu schützen, bietet das Immunsystem eine Milliardenschaft an Abwehrzellen auf, von denen eine einzelne oft nicht größer ist als ein Tausendstel Millimeter. Sie sind für mehr als 100.000 verschiedene Aufgaben ausgebildet und kooperieren derart ausgeklügelt miteinander, dass Tausende aggressive Bakterien, Viren und andere Kleinlebewesen einem gesunden, wohlernährten Körper kaum langfristig schaden können – und dass die vielen kleinen Baufehler, die sich millionenfach bei Zellteilungen im Körper ereignen, dem Organismus nicht schaden.

Die Ausbildungszentrale befindet sich im Rückenmark, wo die Abkömmlinge der Knochenmarks-Stammzellen zu Immunzellen ausgebildet werden. Während die einen im Knochenmark bleiben und dort ihre Spezialisierung zu sogenannten B-Zellen erfahren, wandern die anderen in die Thymusdrüse ab, wo sie sich zu unterschiedlichen T-Zellen ausdifferenzieren. Die B-Lymphozyten sind zunächst „naiv“ und nicht aktiv, aber sie können die Fremdlinge oder gestörten Zellen erkennen, eine andere Gruppe von Immunzellen, die sogenannten T-Zellen wiederum produzieren daraufhin Zellgifte und töten die Angreifer. Die Lymphozyten verlassen erst als hoch spezialisierte Mitarbeiter die Schulungszentren und treten in die Blutbahn ein, von wo aus sie sich über das Netzwerk haarfeiner Lymphgefäße verteilen.

Auf ihren unermüdlichen Streifzügen durch den Organismus stehen den Schwadronen weitere Milliarden an Helfern zur Seite. Während sich Fresszellen bevorzugt um Eindringlinge in Blut und Lungenbläschen kümmern, legen sich im Darm die Antikörper und in den Mandeln Lymphozyten auf die Lauer.

Was den Forschern lange Rätsel aufgab: All die Schritte sind offenbar penibel aufeinander abgestimmt und koordiniert, von den T-Zellen überwacht und von einer Unzahl weiterer molekularer Gehilfen unterstützt – aber wer dirigiert das Mega-Orchester, und wie? So eilen bestimmte Enzyme etwa den Antikörpern zu Hilfe, die ein Bakterium in Beschlag genommen haben. Sie zerstören die äußere Membran der Mikrobe und töten sie auf diese Weise. Granulozyten wiederum betätigen sich als Reinigungskräfte, indem sie Infektionsherde säubern sowie Keime und abgestorbene Zellen verschlingen. Hormone eilen als Botenstoffe zwischen den einzelnen Schauplätzen hin und her und halten die Verbindung zum Gehirn aufrecht.

Nach einem Einsatz sammeln sich die Immunzellen als gelbe Flüssigkeit in Milz, Thymusdrüse und den im ganzen Körper verteilten Lymphknoten, werden dort gefiltert und stehen schließlich bereit für neue Aufgaben.

Das in Jahrmillionen ausdifferenzierte System wird mit allen Angreifern fertig, die es identifizieren kann, also „kennt".

Auf diese Art werden von einem gesunden Immunsystem täglich viele Tausend, ja Hunderttausende zum unbegrenzten Wachstum mutierte Zellen in allen Körperteilen erkannt und unschädlich gemacht.

Wenn allerdings das Immunsystem Schwächen hat, gelingt es einzelnen Krebszellen, sich zu vermehren. Solche kleinen Zellhaufen, haben die Forscher herausgefunden, sind genetisch wesentlich instabiler als gesunde Zellen. Weitere Mutationen führen dann zu einer Art diabolischen Schläue der kleinen Zellhäufchen irgendwo im Menschen. Auch ein gesundes Immunsystem kann nun in die Irre geführt werden, indem sich die Krebszellen sozusagen eine Tarnkappe aufsetzen. Als körpereigene Zellen sind sie für das auf Eindringlinge spezialisierte System nicht mehr kenntlich. Sie täuschen die Körperabwehr und zwingen Teile davon, für ihre Sache, die Sache der Aliens, zu arbeiten. Sie zwingen die Blutgefäße, dorthin zu wachsen, wo eigentlich kein Wachstum vorgesehen ist und sie damit zu ernähren, aus den kleinen Zellhäufchen werden allmählich Klumpen.

Aber auch die Lernfähigkeit des Immunsystems ist offenbar enorm: Ein Teil der Zellen muss auf irgendeine Art die Informationen speichern und damit als Gedächtniszellen agieren. Sie speichern Millionen von Merkmalen eines Feindes, den sie einmal erfolgreich attackiert haben. Sobald ein Bestandteil solcher feindlicher Zellen, ein Antigen, im Organismus wieder auftaucht, sind die Immunzellen sofort bereit, den Feind neuerlich zu bekämpfen.

Erst nach und nach verstehen die Mediziner das Wunderwerk Immunsystem. Doch jede der mit den Mitteln der Gentechnologie nun rasant voranschreitenden Entdeckungen öffnete eine weitere Tür, hinter der sich wiederum ein komplexes System verbirgt. „Wir sind erst die ersten Schritte auf einer langen Straße gegangen“, übte sich Mike Blaese, Pionier der Gentherapie im Nationalen Gesundheitsinstitut der USA in Maryland, Anfang der 1990er-Jahre in Bescheidenheit: „Je mehr wir wissen, desto mehr wissen wir, wie wenig wir wissen“.

Da war in der Pionierzeit der Immunologie noch mehr zu holen. 1882 beobachtete der Russe Elie Metchnikoff erstmals unter dem Mikroskop, wie ein großes weißes Blutkörperchen über ein Bakterium herfiel und es auffraß. Er taufte das gnadenlose Blutkörperchen daher trefflich „Fresszelle“.

Motiviert durch diese Entdeckung fahndeten die Wissenschaftler nach weiteren Gesundheitspolizisten des Organismus.

1890 wurden die Bemühungen des Deutschen Emil von Behring in Berlin belohnt, als er auf die Antikörper stieß. Diese großen Eiweißmoleküle dienen den B-Zellen als „Rezeptor“ genannte Andockstelle. Sobald ein Fremdling auf einen dafür spezialisierten Rezeptor trifft, wird die B-Zelle alarmiert. Sie teilt sich und macht hernach eine erstaunliche Wandlung durch. Zunächst klein und kompakt, plustern sich die Klone nun auf, füllen sich mit Plasma, errichten ein feines, inneres Kanalsystem zum Abtransport von Molekülen, produzieren im Akkord mehr als zehn Millionen Antikörper pro Stunde und pumpen diese ins Gewebe, wo sie Fremdlinge daran hindern sollen, in eine Zelle zu schlüpfen und sich dort zu vermehren.

Die Entdeckung: Wer im Immunsystem das Sagen hat

Jahrzehntelang rätselten die Wissenschaftler, wie die unermessliche Vielfalt an Antikörpern zustande kommen kann. Schließlich machen sich die rund 25.000 Gene des menschlichen Erbguts gegenüber den annähernd zehn Billionen B-Zellen, die mehr als hundert Millionen verschiedene Rezeptoren ausprägen können, recht dürftig aus.

Lange blieb unbekannt, wie die enorm komplexe Kommunikation zwischen den unterschiedlichen Abwehrzellen funktioniert. Jeder warf mit Kürzeln herum, aber verstehen konnte offenbar niemand die milliardenfache und offenbar gezielte Informationsweitergabe.

Dabei hatte der kanadische Immunologe Ralph Steinman schon 1973 spezielle Immun-Zellen entdeckt, die im Elektronenmikroskop mehr den fein verästelten Kristallen einer Schneeflocke oder einem Baum ähnelten als einer herkömmlichen Zelle. Er nannte sie „dendritische Zellen“, im Altgriechischen bedeutet Dendron Baum. Steinman fand diese Zellen vermehrt in den Gewebeteilen, die den Körper begrenzen, in der Haut und den Schleimhäuten. Und er beobachtete, dass sie ihre Äste wie Fühler in andere Zellen steckten, offenbar ohne die natürliche Funktion der Zellen zu beeinträchtigen. Sie strecken ihre Fühler überallhin in alle Gewebsteile aus, die auf irgendeine Weise Kontakt mit der Außenwelt haben – in die Zellen von Haut und Schleimhäuten ebenso wie in die von Speiseröhre, Darm und Lunge. Dann fand Steinman heraus, dass die Zellen offenbar körperfremdes (antigenes) Material erkennen und Teile davon in sich aufnehmen, um damit zu den Lymphknoten zu wandern. Dort werden die wartenden Abwehrzellen, die T-Zellen, auf diese antigenen Stoffe aufmerksam gemacht. Das wiederum ruft eine Abwehrreaktion der T-Zellen hervor. Die so aktivierten Zellen begeben sich durch Blut- und Lymphbahnen zu dem erkrankten Gewebe und zerstören die Fremdkörper.

Steinman hatte die Zellen bereits 1973 entdeckt, aber viele Jahre glaubten die Mainstream-Forscher, dass diese Zellen entweder gar nicht existierten oder nicht besonders wichtig waren. Weil Kollegen seine Ergebnisse aus Unwissenheit nicht in ihren Laboren wiederholen konnten, begegneten sie dem kanadischen Forscher mit offener Skepsis und Feindseligkeit, er galt als Außenseiter. Steinman aber war felsenfest davon überzeugt, dass das Immunsystem ohne diese Zellen gar nicht funktionieren kann.

Gut eineinhalb Jahrzehnte lang arbeiteten Steinman und eine kleine Gruppe seiner Jünger gegen den Hohn der Kollegen verbissen weiter, wiederholten Experiment um Experiment. Erst nach der Jahrtausendwende konnte er sich durchsetzen, die Medizin war damit um wichtige Erkenntnisse und auch eine seriöse Hoffnung gegen Krebs reicher.

Hoffnung Genforschung

Als 1990 William French Anderson und Michael Blaese einem kleinen Mädchen mit einem sehr seltenen Immunleiden gentechnisch veränderte Abwehrzellen in die Blutbahn injizierten und es der vierjährigen Ashanti DeSilva daraufhin etwas besser ging, schien der Bann gebrochen. Es sei nur noch eine Frage von wenigen Monaten, erklärte mir damals der durchaus bedächtig wirkende Michael Blaese am Nationalen Gesundheitsinstitut der USA in Bethesda, Maryland. Es würde gelingen, nicht nur wie bei der kleinen Patientin genetisch veränderte Substanzen zu injizieren, sondern tatsächlich die Gene in den Zellen der Patienten umzubauen. Damit könnten bei vielen Krankheiten die Gendefekte repariert werden, die Krankheiten verursachten.

Sein Kollege Bernd Gänsbacher in New York hatte sich ganz auf die Aufrüstung des Immunsystems gegen die Tricks der Zellen des Prostatakrebses spezialisiert. Durch den Einbau bestimmter Moleküle, so seine Hoffnung, sollten die Abwehrzellen wieder in der Lage sein, die Tumorzellen zu erkennen. Andere Spezialisten arbeiteten daran, eine Art von Selbstmord-Gen in Krebszellen einzubringen und sie damit von der Unsterblichkeit zu befreien, wiederum andere versuchten, Krebsgene zu blockieren.

Ich gehörte vor der Jahrtausendwende für einige Jahre zu jenen Wissenschaftsjournalisten, die die Versuche aufmerksam und auch optimistisch verfolgten. Es schien, als gäbe es erstmals einen rationalen Ansatz, das Krebsgeschehen gezielt zu beeinflussen. Darunter waren auch zahlreiche intelligente Ansätze, die das Immunsystem stärken sollten, gegen Krebszellen vorzugehen.

Doch nach und nach zeigte sich: In der Praxis stieß die Gentherapie auf mannigfaltige Probleme. Das begann mit der Konstruktion der richtigen „Gen-Taxis“ – also jener Vehikel, welche die „heilende“ Erbinformation in die Zellen transportieren sollen.

Das menschliche Immunsystem, durch Millionen Jahre geschult, fremde oder durch Mutation entartete Gene zu erkennen und unschädlich zu machen, erwies sich als überlegen. Es konnte keine Methode entwickelt werden, Gene gezielt und nachhaltig an den geplanten Stellen der Zellen zu platzieren.

Die meisten Versuche wurden mit Bestandteilen von Viren gestartet, weil diese es von Natur aus verstehen, sich ins menschliche Erbgut einzuschleichen. Es klappte lange Jahre nicht. Dann, es war 1999, injizierte James M. Wilson, Direktor des Instituts für Human-Gentherapie der Universität Philadelphia, dem 18-jährigen Patienten Jesse Gelsinger eine Dosis von 38 Billionen manipulierter und „inaktivierter“ Schnupfenviren in die Leber. Doch statt Jesses seltene Stoffwechselkrankheit zu beeinflussen, verursachte die Virenflut in Jesses Körper einen schweren Schock. Der junge Versuchspatient starb, ohne nach dem Koma, in das er durch den Eingriff gefallen war, jemals wieder das Bewusstsein erlangt zu haben.

„Wir müssen zugeben: Gentherapie funktioniert heute noch nicht“, lautet das nüchterne Resümee von Prof. Bernd Gänsbacher unmittelbar danach. Inzwischen war der Mediziner an das Institut für Experimentelle Onkologe und Therapieforschung der Technischen Universität München übersiedelt. „Die Gentherapie hat als Strategie viel zu bieten. Aber sie braucht noch 10 bis 20 Jahre Zeit“, war nun Realismus in seine Prognosen eingekehrt.

Doch die Ansätze werden auch mit dem Lernen aus den Misserfolgen immer intelligenter. Aus den Dutzenden Zelltypen der weißen Blutkörperchen sind vor allem die Steinmanschen dendritischen Zellen interessant: Sie nun gegen einen speziellen Tumor zu „trainieren“ und dann wieder in den Körper einzusetzen, erscheint meinen Mediziner-Freunden als der wohl am weitesten gediehene Ansatz einer modernen Krebstherapie. Erste Studien etwa bei Hirntumoren laufen bereits.

Denn der Kommunikationsmechanismus der dendritischen Zellen, so die Hoffnung, lässt sich für eine Art therapeutische Krebsimpfung benützen. Man kann dendritische Zellen aus dem Blut eines Patienten gewinnen, indem man sogenannte Monozyten herausfiltert. Diese speziellen weißen Blutkörperchen werden dann mit verschiedenen Wachstumsfaktoren so behandelt, dass sich dendritische Zellen entwickeln. Anschließend „füttern" die Ärzte die dendritischen Zellen im Labor mit Krebszellen und deren Tumorantigenen aus dem herausoperierten Krebstumor oder einer Gewebsprobe. Wieder im Körper zurück, sollen die dendritischen Zellen das Immunsystem gegen die Krebszellen aktivieren und den gezielten Alarmzustand der körpereigenen Abwehr aufrechterhalten.

Für etliche andere Krebsarten hofft die Pharmaindustrie inzwischen „personalisierte" Krebsmedikamente anbieten zu können. Immerhin wird damit eingeräumt, dass herkömmliche Arzneien nur bei 20 bis 30 Prozent der Patienten positiv wirken.

Chemotherapie bringt wenig

Nur bei einigen Erkrankungen des Lymphsystems und Blutes wirken die gängigen Chemotherapeutika bei vielen Patienten nachhaltig positiv. Bei den häufigen Krebsformen an Brust, Lunge, Darm und Prostata dagegen halten sich die Ergebnisse vor allem dann in Grenzen, wenn der Krebs bereits fortgeschritten ist und Metastasen in anderen Organen vorhanden sind – obwohl die Hersteller der Chemotherapeutika und deren Verbündete unter den Medizinern nicht müde werden, das Gegenteil zu behaupten.

Schon 2005 hatte der Leiter des Tumorzentrums München, Prof. Dieter Hölzel, für Diskussionsstoff gesorgt: Die Auswertung der Daten des Zentrums, das seit 1978 systematisch Gesundheitsinformationen über immerhin vier Millionen Einwohner sammelt und analysiert, zeigt, dass es bei den Überlebensraten von Patienten mit metastasierenden Krebserkrankungen an Brust und Prostata „zwischen 1980 und 2000 zu keiner stetigen Verbesserung kam".

Die Brustkrebs-Patientinnen, bei denen zwischen 1990 und 2000 eine erneute Krebserkrankung auftrat, lebten zwar durchschnittlich deutlich länger als jene, die zehn Jahre davor mit der Diagnose konfrontiert waren. Anders jedoch bei jenen Frauen, bei denen auch Metastasen aufgetreten waren: Zwischen 1980 und 1990 starb die Hälfte dieser Patientinnen innerhalb von drei Jahren nach der Diagnose, zwischen 1990 und 2000 war die Hälfte schon nach zwei Jahren nicht mehr am Leben.

Ähnlich trist machten sich die Ergebnisse bei der Behandlung des Prostatakarzinoms ab dem Zeitpunkt aus, an dem Metastasen festgestellt wurden: 50 Prozent der Männer, bei denen dies zwischen 1980 und 1984 festgestellt wurde, überlebten keine drei Jahre, ab 2004 überlebte die Hälfte der Patienten die Diagnose „Metastasen“ nur noch rund zwei Jahre.

Hölzel und seine Kollegen wurden massiv angegriffen, doch letztlich zeigte sich, dass ihre Daten solide und seriös waren. Studien dagegen, die ständig steigende Erfolge der Chemotherapie zeigen sollten, entpuppen sich immer mehr als unvollständig oder manipulativ.

Doch die Pharma-Lobby und ihre Bündnispartner in der Onkologie halten am Konzept der gezielten Zerstörung fest, wenngleich die Ansätze deutlich differenzierter werden. Nun soll durch Identifikation des Gen-Typs der Erkrankung herausgefunden werden, wo welche Chemie hilft. Die Vorgänger dieser Wundermittel, die sogenannten „Biologika“, sind bereits auf dem Markt und sorgen für heftige Debatten im Medizinbetrieb. Astronomische Preise führen zu Therapiekosten, die damit erkaufte Steigerung der Lebenserwartung beträgt durchschnittlich nicht mehr als ein bis vier Monate. Und die Nebenwirkungen sind beträchtlich.

Aber geschäftstüchtige Mediziner und die Pharmaindustrie werben mit allerlei Zahlenspielen für diese Medikamente. Beliebt ist es beispielsweise, den Prozentsatz der Patienten anzugeben, bei denen der Tumor kleiner geworden ist, und zu verschweigen, dass gleichzeitig mehr Patienten an Nebenwirkungen versterben und deshalb die Lebenszeit fast gleich ist. „Viele neue Wirkstoffe können ausschließlich das Fortschreiten der Tumorerkrankung um wenige Wochen bis Monate verzögern, das Überleben aber nicht – oder nur minimal – günstig beeinflussen“, sagt der Berliner Onkologe Wolf-Dieter Ludwig, 57, immerhin Vorsitzender der Arzneimittelkommission der deutschen Ärzteschaft, in einem Gespräch mit Bert Ehgartner für die Zeitschrift „profil“: „Das bewegt sich fast immer im Bereich von wenigen Tagen bis wenigen Monaten. Die vorliegenden Ergebnisse aus klinischen Studien zeigen, dass es bisher nur sehr wenige Durchbrüche gegeben hat und der eigentliche Effekt vor allem darin besteht, dass sich die Kostenspirale in der Krebsmedizin in den nächsten Jahren ins Unbezahlbare steigern wird". In den klinischen Studien würden die zentralen Parameter wie die bessere Lebensqualität aber meist gar nicht oder unzureichend untersucht. „Man guckt nach progressionsfreiem Überleben – und dann werden die Mittel zugelassen", kritisiert Ludwig, „wir wollen aber wissen, ob die Patienten in den leider häufig nur wenigen Monaten, die ihnen noch bleiben, eine bessere Lebensqualität haben, oder ob damit eine weniger toxische Therapie möglich ist, sodass die Patienten bei dem marginalen Überlebensvorteil zumindest auf Umwegen von diesen Wirkstoffen profitieren."

Und der Chefarzt in Berlin kritisiert auch die Preispolitik der Hersteller gerade bei diesen Mitteln. „Wenn medikamentöse Alternativen fehlen und es keine oder wenig Konkurrenz gibt, sind die Preise auffällig hoch und gehen in die Größenordnung von 60.000 bis 80.000 Euro pro Patient und Jahr. Man kann den Herstellern sicherlich zum Vorwurf machen, dass sie an der Preisspirale drehen, ohne eindeutig zu zeigen, dass damit ein Nutzengewinn für die Patienten vorhanden ist. Aber andererseits ist es ja unser System, das sich erpressen lässt. Das Gesundheitssystem setzt nicht die geeigneten Instrumente ein, um den Patienten das zu sichern, was sie tatsächlich benötigen, und gleichzeitig das System finanzierbar zu halten".

Ich weiß es und spüre es jetzt besonders deutlich: Für die Betroffenen sind abwägende Informationen ein rares Gut, und jede Jubelmeldung über gelungene Behandlungen und vielversprechende Neuerungen ist zunächst ein Hoffnungsschimmer. Es könnte ja sein, dass der Einzelne zu den wenigen gehört, die vom Arzneimittel profitieren, und nicht zu jener Mehrheit, die nur Nebenwirkungen erdulden muss.

2008 ließ auch mein alter Bekannter Bernd Gänsbacher wieder aufhorchen: Er publizierte, dass er an einer Art Impfung gegen Prostatakrebs arbeitet, eine Erfolg versprechende Strategie, wie es hieß. Doch auch diese Therapie wird noch Jahre an Entwicklung bis zu ihrem regulären Einsatz benötigen.

Für mich werden derartige Therapien jedenfalls nicht rechtzeitig zur Verfügung stehen.

Abwehrversuche

Spätsommer 2009. Ich beende die Alkoholkarenz, bin missmutig und ein wenig verzagt. Ich ertappe mich immer wieder bei Gedanken, die bilanzieren, abschließen. Ich berechne, wie es ökonomisch für meine Frau und meinen Sohn aussieht, wenn ich ab Sommer oder Herbst ausfalle. Das Ergebnis ist nicht sehr beruhigend.

Ein Jahr zuvor, im Sommer 2008, hat die Hautärztin an meinem Unterarm eine Art Muttermal entfernt, das sich dann in der Pathologie als Melanom herausgestellt hat – der schwarze Hautkrebs ist mir glücklicherweise aufgefallen, weil ich dort nie ein Muttermal hatte, es war lokal begrenzt („in situ") und konnte komplett entfernt werden. Aber das hat mich weniger besorgt gemacht als nun die Befunde an der Prostata. Ich versuche zu erfühlen, wie ich mit einem massiven Krankheitsgeschehen umgehen würde, aber das gelingt nicht. Die kurzen flackernden Angstattacken ertränke ich in Weißwein. Ich fühle mich in der Familie geborgen, ziehe mich aber eher zurück.

Ich benütze Google, um zu erkennen, welche Spuren ich auf dieser Welt hinterlassen habe, also auch hinterlassen werde, und finde mit Freude und auch Stolz eine tolle Biografie in Wikipedia: muss wohl ein naher Bekannter oder Mitarbeiter geschrieben haben. Ich überlege, die Medien-Firma radikal zu verkleinern, nur noch meine eigenen Projekte zu machen und alle Verantwortung für andere und anderes wegzuschieben. Aber ich lasse das dann wieder und stürze mich stattdessen verstärkt auf größere Projekte. Ich investiere eine Menge Geld in neues TV-Equipment für Dreh und Schnitt von Fernseh-Reportagen und Dokumentarfilmen.

Statt wie vereinbart im September komme ich erst Anfang Oktober wieder zu Ferdinand Frauscher nach Innsbruck. Der PSA ist auf 8,1 geklettert und erstmals interpretiert der Röntgenarzt die Bilder nicht mehr optimistisch. Auch ich sehe, dass statt der lamellenförmigen Blutgefäße nun andere Konturen zu sehen sind. Ja, da links sei schon ein Knoten zu sehen, mit einem Durchmesser von fünf bis sechs Millimetern, ja, jetzt müssen wir wohl stanzen, sagt er, und seine Stimme ist ein wenig belegt. Mir wird kurz schwindelig, dann werde ich erstaunlich ruhig. Kaum Angst, nur Traurigkeit.

Im Herbst gibt es viel Arbeit. Erfolgsunternehmer Dietrich Mateschitz hat einen TV-Sender gegründet, mit „ServusTV" steigt unvermittelt der Bedarf an anspruchsvollen Programmen, und plötzlich soll ganz rasch ganz viel produziert werden.

Aber in all der Hektik werde ich immer ruhiger.

Endzeitgefühle. Noch einmal schön segeln und die Woche mit Meer, Familie und Freunden genießen – so empfinde ich die Vorfreude auf die Segelwoche in Dalmatien in der letzten Oktoberwoche.

Diagnose: Krebs

Als ich mich vor dem Wochenende, an dem ich für zwei Tage nach Innsbruck fahre, von den Mitarbeitern und Freunden im Büro verabschiede, empfinde ich es, als ob ich eine lange Reise antrete. Kurz kämpfe ich mit Tränen, glücklicherweise scheint das niemand zu bemerken.

Am Sonntag dann der Flug nach Innsbruck, statt des Spitalsbettes habe ich mich für ein Hotel entschieden, Professor Frauscher hat das anstandslos akzeptiert.

Montag, 23.11.2009. Um sechs Uhr früh mache ich, was mir aufgetragen wurde. Ich benütze die kleinen Klistiere, um meinen Darm für die Untersuchung zu entleeren.

Dann spaziere ich durch das gerade aufwachende Innsbruck zur Klinik.

Schwester Charlotte, die seit der ersten Untersuchung meine Innsbrucker Termine koordiniert und Dr. Frauscher stets assistiert, hat gerade ihren ersten Arbeitstag nach einer Kur begonnen. Ich höre sie hinten im Schwesternzimmer plaudern und lachen, nach einigen Minuten sorgt sie dafür, dass ich nicht mehr im Warteraum der Ambulanz auf und ab gehe, und nimmt mir wie üblich Blut ab. Sie erzählt wie beiläufig von einem Patienten, der nach der Diagnose des Prostatakrebses jede Behandlung abgelehnt hat und nun schon seit fünf Jahren ohne weitere Probleme zur Nachuntersuchung kommt.

Dann schickt sie mich in die Aufnahme, anschließend solle ich mich auf der Urologischen Station melden. Ich müsse ein Bett beziehen, dann würde es bald losgehen.

Auf der Station begrüßen mich zunächst die Oberschwester, dann ein Pfleger. Alle sind freundlich, jeder gibt dem Neuankömmling die Hand, stellt sich vor, sogar die Putzfrau sagt, was sie vorhat, sobald sie den Raum betritt. Ich fühle mich willkommen und spüre sehr genau, wie gut das tut.

Ich darf auf Wunsch die Straßenkleidung behalten und aufbleiben, aber kurz bevor der Träger kommt, um mich abzuholen, muss ich das OP-Hemd anlegen und mich hinlegen. Mein Vorschlag, ich könne ja selbst mein Bett runter in den OP führen, wird lachend abgelehnt.

Mitpatienten, Schwestern, alle rufen mir „Alles Gute!" nach, wirklich eine angenehme, einfühlsame Stimmung hier.

Im OP-Trakt herrschen ähnliche Umgangsformen. Nur die Turnusärztinnen oder Studentinnen sind offenbar zu angespannt, um sich vorzustellen, oder sie haben wegen der gerade grassierenden Grippeepidemie Angst, dem Unbekannten im Bett am Gang vor der OP-Schleuse die Hand zu geben. Der Anästhesist erklärt ruhig, dass er nur örtlich betäuben wird, wundert sich über meinen niedrigen Blutdruck (120 zu 80) und entschuldigt sich für die Wartezeit – ein Gerät wird noch für einen anderen, längeren Eingriff gebraucht.

Ich staune über mich, bin total entspannt, döse vor mich hin.

Dann werde ich abgeholt.

Doktor Frauscher erkenne ich an der Stimme, Schwester Charlotte, die ihm assistiert, an den Augen. Alle tragen OP-Masken. Ich nehme erstmals auf einer Gynäkologieliege Platz, die Beine werden hochgespreizt und angebunden.

Ich verstehe die Abneigung vieler Frauen vor den Gynäkologen.

Frauscher spricht ruhig und erklärend, er führt seine Ultraschallköpfe in den Darm ein, dann landen die Kontrastmittel in der Blutbahn. Die Spritzen zur lokalen Betäubung spüre ich gar nicht. Charlotte ergreift sanft und fest meine Hand und Frauscher sagt „Schuss". Die Stanze fährt in Sekundenbruchteilen durch die Prostata, ich spüre es wie einen elektrischen Schlag bis unter die Haarwurzeln.

Da ich auch heftig zucke, spritzt Frauscher noch eine Dosis des Betäubungsmittels Lidocain nach, dann geht es leichter.

Achtmal „Schuss“, dann ist Ruhe.

Ich werde wieder auf die Station gebracht. Diesmal schlage ich nicht vor, das Bett selbst zu schieben.

Am frühen Nachmittag stehe ich auf, mein Auftritt in Straßenkleidung am Gang wird mit Erstaunen, aber ohne Ablehnung zur Kenntnis genommen. Der stationsführende Arzt wechselt ein paar Worte, dann wird mein Vorschlag, dass ich eine Zeit lang spazieren gehen will, angenommen.

Es ist schon 16 Uhr, als ich in die Klinik zurückkomme. Ich nehme wieder die Sitzgruppe am Ende des Ganges, es herrscht nur noch wenig Betrieb. Nach einer halben Stunde sehe ich Ferdinand Frauscher am anderen Ende des Ganges vom Lift kommen. Er winkt kurz und blickt dann zu Boden, während er auf mich zukommt. Gut 20 Meter beobachtet er seine eigenen Füße beim Gehen.

Es ist klar.

„Es tut mir leid“, sagt er, während er sich zu mir setzt, „ich habe nicht damit gerechnet, aber es ist ein Tumor“.

Ich bin wieder eigenartig ruhig, nicke und sage: „Ich schon“.

Frauscher wirkt unglücklich. Ist es wohl auch: „Sie sind nicht übergewichtig, haben keine familiäre Vorbelastung, ich war recht sicher, dass das ausschließlich eine Entzündung ist“.

Der Pathologe habe ihn gefragt: „Um Gottes willen, wie geht es dem Mann?“, leitet er wenig beruhigend das Gespräch über den pathologischen Befund ein. Es sei Typ vier nach Gleason, von diesen Typen gebe es fünf. Und das Entsetzen des Pathologen sei zwar verständlich, aber unbegründet. Der hatte in jeder Stanze eine Menge Krebszellen gefunden. Bei einer systematischen Stanzung der Prostata in regelmäßigen Abständen, wie sie im Blindflug üblich ist, würde das bedeuten, dass das kleine Organ komplett befallen ist – viel ungünstigere Prognosen als nach einem solchen Befund gibt es kaum. Er aber habe nur gezielt in den Bereich gestanzt, wo er die Umrisse eines Geschwürs erkannt habe. Genaueres würde er mir nachschicken.

Ich fliege nach Hause.

Am Abend versuche ich meine Frau und meinen Sohn zu beruhigen und habe den Eindruck, dass das gelingt. Irgendwie will ich wohl auch mich beruhigen und verwechsle bei den Erzählungen Gleason Score 4 (was sehr günstig wäre) mit Gleason Typ 4 – zuerst im Gespräch mit Brigitte und Daniel, dann auch im Selbstgespräch und in der Erinnerung an mein Gespräch mit Ferdinand Frauscher. Die überwiegende Mehrzahl der durch die Früherkennung entdeckten Prostatakarzinome, weiß ich und erzähle ich nun wieder, ist eher harmlos und es wird sogar unter den führenden Urologen diskutiert, ob es nicht zurzeit schon einen „diagnostischen Overkill“ gibt und zu viele der kastanienförmigen Vorsteherdrüsen entfernt werden, obwohl die Karzinome in ihnen niemals Schaden angerichtet hätten.

Aber so wirklich kann ich mich nicht überzeugen. Tags darauf mache ich mich in den knappen Minuten neben Dreharbeiten und Büro an die Recherche. Die Urologen mit der besten Erfahrung in der Radikaloperation kenne ich schon, ich mache Termine aus. Es gibt auch noch zwei Strahlentherapeuten, die bereits ausreichend Erfahrung mit der weniger belastenden und erfolgreicheren Mischung aus Bestrahlung von außen und Brachytherapie haben. Ich kenne beide – den einen als ehemaligen Mitschüler und Ärztekammer-Funktionär, der immer wieder als Beschwichtigungshofrat an Fernsehdiskussionen zu meinen Büchern teilgenommen hat, den anderen als engagierten evidenzbasierten Mediziner. Ich kontaktiere den zweiten, Tomas-Hendrik Knocke-Abulesz.

Ich schlafe schlecht, geistere ab drei Uhr früh in der Wohnung herum, mache dann das Frühstück.

Ich uriniere Blut, ich ejakuliere Blut, im Stuhl ist jede Menge Blut. Ich erinnere mich an die Worte des Wiener Urologen, der die Stanzerei als völlig problemlos und beliebig oft wiederholbar bezeichnet und meine Frage nach Narbenbildung und Gefahr der Verbreitung von Tumorzellen empört in Abrede gestellt hat. Ich fühle mich elend, raffe mich auf, um den Tag lang bei den Dreharbeiten für neue Magazinsendungen des jungen Senders „ServusTV" halbwegs aufrecht zu bleiben und zu funktionieren.

Am Donnerstag, drei Tage später. Nach wie vor rinnt Blut aus allen Löchern. Vormittags kommt der Pathologie-Befund aus Innsbruck per E-Mail – Ferdinand Frauscher schickt ihn freundlicherweise entgegen den Bestimmungen, weil medizinische Daten nicht im Internet verschickt werden dürfen. „Acht teilweise in zwei Teilen eingelangte bis 1,8 cm lange Prostatastanzzylinder mit proliferierten Drüsen", schreibt der Pathologe. „Dazwischen zeigt sich verbreitertes fibromuskuläres Stroma und reichlich Anteile eines Adenokarzinoms der Prostata, das teilweise tubulär strukturiert ist, abschnittsweise auch eine deutliche kribriforme Struktur aufweist und in einzelnen Abschnitten auch in Form von Einzelzellen im Stroma ausgebreitet ist. Die Karzinomanteile sind auch zwischen präexistenten Drüsen ausgebreitet".

Diagnose: „Adenokarzinom der Prostata, Typ 4 nach Gleason (Score 8 – 4+4), Stadium pT1c. Die Karzinomanteile finden sich in 100 % der Stanzbiopsate".

Mir ist schwindelig, es pocht eigenartig in den Schläfen. Ich habe die letzten Tage zur ausführlichen Lektüre der Beschreibung der Stadien und Prognosen des Prostatakarzinoms genützt. Die Wahrscheinlichkeit, dass mich dieser Krebs bis ans Lebensende begleitet, ohne dass ich an ihm selbst zugrunde gehe, ist verschwindend gering. Nur knapp 40 Prozent der Patienten mit dieser Diagnose leben fünf Jahre später noch. Ich werde wohl an diesem Karzinom sterben, möglicherweise recht bald. Wann? Wie? Warum ich? Alles in mir bäumt sich auf.

Ich beobachte mich selbst immer wieder bei der intensiven Fantasie, diesen Körper einfach zu verlassen.

Aber wohin?

Abends, mit meiner Frau beim TV-Krimi, macht der Partner von Bella Block der Kommissarin unvermittelt einen Heiratsantrag. Sie reagiert erstaunt und fragt, was in ihn gefahren sei. Er erzählt von der Krebsdiagnose, die er soeben erhalten hat, und sagt: „Ich will, dass Du entscheiden darfst, dass die Geräte abgeschaltet werden, wenn es zu Ende geht“.

Ich breche in Tränen aus, ein tiefes heftiges Schluchzen schüttelt mich minutenlang. Ein warmer Körper schmiegt sich an mich, hält mich wohltuend, streichelt mich ruhig und beruhigend, aber nicht beschwichtigend. Ich fühle mich liebevoll angenommen und bin erstaunt, dass mein Sohn neben mir sitzt und mich hält, als ich nach vielen Minuten die Augen öffne.

Meine Frau sitzt vis-à-vis und nimmt mit sanften Blicken ruhig Anteil.

Der Ausbruch hat gutgetan. Der nächste Tag ist weniger düster, ich fühle mich runder, obwohl nach wie vor alles blutig ist, was immer meine Körpermitte verlässt.

Radikale Schnitte

Nun muss ich mich jedenfalls für medizinische Maßnahmen entscheiden, die ich vielfach überaus kritisch und oft auch abwertend beschrieben habe. Mich hat stets das kriegerische Konzept des Kampfes gegen den Krebs irritiert, und ich hielt schon lange die Suche nach einer „Magic Bullet", die wuchernde Tumoren mit einem Schlag besiegt, für völlig verfehlt.

Schon 1971 hatte US-Präsident Richard Nixon den „Krieg gegen den Krebs" erklärt, „als ein Weihnachtsgeschenk an die Nation", wie er hinzufügte, denn es war der 23. Dezember. Damit begann ein systematischer kräftiger Dollarregen auf die Krebszentren, und die Chemotherapie drängte, stark unterstützt von der pharmazeutischen Industrie, immer mehr in Richtung Krebspatienten.

Bereits Robert Kochs Schüler Paul Ehrlich hatte um 1910 nach einer „Magic Bullet" gesucht, einer Chemikalie, die Krebszellen zerstört und den Rest des Organismus am Leben lässt, doch erst bei Versuchen mit der chemischen Waffe Senfgas 1942 kamen die Forscher allmählich weiter. Das verwendete Vokabular in der Chemo-Krebstherapie deutet noch immer stark auf deren Wurzeln im Zweiten Weltkrieg hin: Waffe, Krieg, Strategie. Jede einzelne Tumorzelle musste gekillt werden. Doch die Medikamente richteten in allen Zellen Zerstörungen an, die Krebszellen hatten nur weniger Reparatur-Fähigkeit als die gesunden Zellen. Ein solcher Krieg im menschlichen Körper ist ein Seiltanz über dem Abgrund. Und er richtet sich auch gegen das Immunsystem, das den Krebs nachhaltig in Schach halten kann. Das Konzept lautet: den Patienten an die Grenze des Todes führen und dann – hoffentlich – wieder zurück. Nicht unähnlich der berühmt-absurden

Taktik aus dem Vietnam-Krieg, dass man das Dorf eben zerstört, um es vor dem Feind zu retten.

Meine erste intellektuelle Begegnung mit dem Thema Krebs hatte ich 1980. Ich war junger Journalist, wollte die Verhältnisse zum Tanzen bringen und zumindest einige Momente dabei den Taktstock in der Hand halten. Die Voraussetzungen dafür waren gar nicht so schlecht, es lag tatsächlich Musik dieser Art in der Luft: Mit Zeitverzögerung hatte die ideologische Durchlüftung der verknöcherten Republik im Gefolge der 1968er-Bewegung auch in Österreich begonnen, die alten Staatsinstitutionen wie Polizei, Justiz und Psychiatrie und auch der Medizinbetrieb wurden zunehmend von unabhängigen Initiativen und Medien infrage gestellt.

„Der missbrauchte Patient“, eine TV-Dokumentation über Menschenversuche der Pharmaindustrie in Österreichs Krankenhäusern, die damals unter Beugung von Grundrechten erfolgten, sorgte für kräftigen Wirbel. Der Chef des ORF erklärte den Bossen von La Roche, Schering und Co sogar schriftlich, dass er ihre Einwände gegen den Film teile und dem Sendungschef von „teleobjektiv“, Claus Gatterer, und mir keinerlei rechtliche Unterstützung geben würde.

Claus Gatterers Rückhalt ließ mich keine Sekunde verzagen, und in der Vorbereitung auf das Verfahren, das die Pharma-Konzerne – derart eingeladen – natürlich einleiteten, wollte ich mir keinerlei Blöße geben. Gut sechs Monate lang unterbrach ich das journalistische Themen-Hopping, vertiefte mich in die Branche, für die nicht zu Unrecht besondere ethische Kriterien gelten sollten. Mit einer Mischung aus begeistertem Entdeckerstolz und doch auch Entsetzen lernte ich, wie dieses Segment der Marktwirtschaft tatsächlich funktionierte. Das Verfahren überstanden Gatterer und ich unbeschadet, weil der Wahrheitsbeweis, den wir in allen Punkten anboten, offenbar überzeugte: Im letzten Moment sorgten die Pharma-Manager dafür, dass die Klage wegen eines Formfehlers zurückgewiesen wurde.

In diesen Monaten lernte ich kritische Ärzte und Manager in Pharma-Unternehmen kennen, die mit den gängigen Praktiken nicht einverstanden waren, mit denen die Ärzte zur Verordnung bestimmter Arzneien „motiviert“ werden sollten. Manipulation von Forschungsergebnissen und Bestechung waren verbreitet und die Methoden dabei weniger subtil als heute.

Schließlich konnte ich einzelne Pharma-Manager überreden, mir vertraulich interne Protokolle und Briefe zukommen zu lassen. Nachhaltigen Eindruck hinterließen die Summen, die Onkologen dafür erhielten, besonders aggressive Chemotherapeutika anzuwenden.

In meinem ersten Buch „Gesunde Geschäfte – die Praktiken der Pharmaindustrie“ (gemeinsam mit Hans-Peter Martin und Hans Weiss) 1981 habe ich das dokumentiert, auch am Beispiel von Arzneien gegen Krebs: Weil ein Trend festzustellen war, dass das Krebsmedikament „Adriblastin“ wegen seiner massiven Nebenwirkungen nur noch „als letzte Möglichkeit“ eingesetzt wird, beschrieben etwa die Manager der Pharma-Firma AESCA, einer Schering-Tochter, „Freunde der Firma, die wir weiterhin großzügig unterstützen müssen, da der Hauptteil unseres Umsatzes über diese Personen geht.“ – Mit den „Freunden“ sind Krebsärzte an den großen Kliniken gemeint. Wir dokumentierten einzelne Zahlungen an Mediziner, immer deklariert zur Beeinflussung einer vermehrten Anwendung der firmeneigenen Präparate, manche auf steuerschonende Konten nach Liechtenstein.

Die öffentliche Empörung war groß. Arzneimittel, sogar bei Krebspatienten, vermehrt zu verordnen, weil dafür vom Hersteller Bares oder Kongressreisen winkten – das regte alle auf, die jemals vom Hippokratischen Eid gehört oder gelesen hatten.

Die Rechtfertigungen der Nehmer-Ärzte verstärkten die Empörung noch. „Ich nehme immer von allen Firmen“, meinte ein Oberarzt aus dem Wiener Hanusch-Krankenhaus, „damit ist ausgeschlossen, dass ich ein Präparat bevorzuge“. Und ein Professor aus der Wiener Rudolfsstiftung, der eine Reise mit Gattin gesponsert bekam, meinte dazu nur: „Kennen Sie Sofia? Sehr trist. Sie erwarten doch nicht, dass ich da alleine hinfliege".

Die Geschäfte mit der Hoffnung der Patienten und das ethisch fragwürdige Verhalten mancher Ärzte haben mich seit diesen Tagen fast permanent beschäftigt. Ich habe in den Jahren darauf für Filme und Artikel viele Patienten besucht, die unter furchtbaren Qualen litten, die ihnen zugefügt wurden, um sie zu retten. Oft war es nicht nur mein Eindruck, dass diese Qualen in keinem menschlicher Vernunft gehorchenden Verhältnis zum Ergebnis der Therapie standen.

Tatsächlich zeigten immer mehr Untersuchungen unabhängiger Wissenschaftler in den 1980er-Jahren, dass das chemische Sperrfeuer gegen die bösartigen Tumoren nur bei wenigen eher seltenen Krebsarten tatsächlich das Leben bedeutsam verlängert.

Aber was da „bedeutsam" ist, kann wohl nicht pauschal entschieden werden, es bleibt eine höchst persönliche Angelegenheit. Nach langer Diskussion verzichteten wir – auch auf Rat der Pharmakologen hin, die uns berieten – im kritischen Ratgeber „Bittere Pillen" bei Chemotherapeutika auf konkrete Bewertungen.

Doch die jährlichen Jubelmeldungen über neue „Wunderwaffen" gegen den Krebs habe ich stets kritisch beobachtet und auch kommentiert. US-Forscher hatten mir schon in den 1980er-Jahren erklärt, wie es dazu kam: Jedes Jahr vor den großen Krebskongressen seien sie gezwungen, erzählten sie, Meldungen über Forschungsansätze, die knapp vor dem Ziel der Entdeckung einer „Magic Bullet" sind, zu lancieren. Denn die US-Forschungseinrichtungen sind auf Gelder von Fonds angewiesen, die ihre Mittel nach den Erfolgsaussichten verteilen. Wer in der Öffentlichkeit mit den Jubelmeldungen die Nase vorne hat, hatte in der Folge auch im Budget einen Vorsprung.

Und die Agenturen und Wissenschaftsjournalisten trotteten Jahr für Jahr weltweit im Gleichschritt dieser Propaganda hinterher. Es verging praktisch kein Frühling ohne Schlagzeilen vom unmittelbar bevorstehenden Durchbruch bei der Behandlung zumindest einer Krebsart beziehungsweise ohne Meldungen von entscheidenden Steigerungen der Überlebensrate durch Chemotherapeutika.

In den 1990er-Jahren versuchten die Pharma-Forscher schließlich mit Riesenaufwand, einen gezielteren Weg zu finden als das chemische Sperrfeuer gegen alle Körperzellen. Es ging darum, jene Botenstoffe zu identifizieren, die das Immunsystem aktivieren können, gegen die wild gewordenen Artgenossen im eigenen Körper vorzugehen.

Viele Mediziner setzten in Interferon große Hoffnungen. Es sollte das eigene Immunsystem gegen die kranken Zellen mobil machen. Doch bald stellte sich auch hier heraus, dass die Nebenwirkungen beträchtlich waren.

„Ich habe mich nicht Nein sagen getraut", erzählte 1997 Franz E. in meiner TV-Dokumentation zum Thema Krebs, warum er eingewilligt hat, an sich im Rahmen einer klinischen Studie Interferon ausprobieren zu lassen. Dann bekam der Krebspatient hohes Fieber, Sehstörungen, Sprachstörungen. „Ich hab' auf die Uhr geschaut und dennoch nicht gewusst, wie spät es ist, und ich hab' schon eine Minute nach einer Begegnung mit einem Bekannten nicht mehr gewusst, dass ich ihn getroffen habe".

Nach der Pleite mit Interferon setzten fast alle Forscher auf die Gentechnik. Bei vielen sind inzwischen Ernüchterung und Nachdenklichkeit eingekehrt. „Der Krieg ist mit den herkömmlichen Waffen nicht zu gewinnen." Der Leiter des Nationalen Krebsinstituts der USA etwa, Richard Klausner, meinte im Frühjahr 2001: „Der beste Weg, einen Fortschritt zu erzielen, ist, den Krieg für beendet zu erklären und Krebs als komplexes Puzzle verstehen zu lernen." Die Suche nach „Magic Bullets" sei grundlegend falsch: „Die einzigen Leute, die sagen, wir wissen jetzt genug, sind jene, die zu wenig wissen."

In Hunderten Varianten versuchen die Krebsmediziner nun seit 20 Jahren, mit entnommenen Tumorzellen entweder die Krebszellen genetisch umzurüsten, sodass sie vom Immunsystem wieder als fremd erkannt und attackiert werden, oder umgekehrt das Immunsystem gezielt aufzurüsten, sodass es die entarteten Zellen erkennt.

Beides sind wohl intelligente Ansätze, aber die Natur ist dennoch intelligenter: beides funktioniert bis heute nicht – mit wenigen Ausnahmen bei seltenen Krebsarten.

Insgesamt haben sich in den vergangenen 20 Jahren nur bei einigen eher seltenen Krebsarten (Lymphome, Leukämien, Hodenkrebs) die Heilungsraten deutlich verbessern lassen und bei Brust- und Darmkrebs im frühen Stadium verzeichnen die Statistiken zumindest kleine Erfolge. Aber in Summe bedeutet die Diagnose Krebs immer noch für deutlich mehr als die Hälfte der Betroffenen, dass sie an dieser Erkrankung sterben werden.

Auch die Erfolge der Chirurgen halten sich in Grenzen. Frühzeitig erkannte Tumoren können zwar oft erfolgreich entfernt werden, aber weiter fortgeschrittene Stadien von Krebs lassen sich mit dem Messer nur unzureichend bekämpfen. Rund 90 Prozent der Krebspatienten, bei denen mehr als eine kleine Lokaloperation des Tumors erforderlich ist, sterben nach wie vor innerhalb von fünf Jahren.

Der große Irrtum mit den Metastasen

Seit gut hundert Jahren hat sich bei den Chirurgen obendrein das Dogma der Radikaloperation durchgesetzt. Bei Krebsoperationen entfernen sie nicht nur die Primärgeschwulst, sondern alle Lymphknoten, die im Abflussgebiet des Tumors liegen. So hoffen sie, das Risiko der Verbreitung der Krebszellen zu reduzieren. Denn nach der gängigen Vorstellung wandern erste Metastasen, also Absiedelungen des Krebsgeschwürs, zunächst in die nächstgelegenen Lymphknoten und ziehen von dort dann irgendwann weiter zu anderen Organen.

Weggeschnitten werden dabei nicht nur vergrößerte Lymphknoten, in denen sich der Krebs offenbar schon eingenistet hat. Fast immer werden auch unverdächtige Knoten gleich mit beseitigt – um dem Tumor mögliche „Brückenköpfe" zu nehmen, über die er nach der herrschenden Vorstellung zu anderen Organen vordringen kann.

Für diese Radikalität zahlen die Patienten oft einen hohen Preis: Je nachdem, wo und wie rigoros die Operateure in den Knoten und den Abflussgebieten der Lymphe herumschneiden, leiden sie unter starken Schwellungen und Schmerzen, Taubheitsgefühlen, Bewegungseinschränkungen und Nervenschäden. Dazu kommt noch, dass die Lymphstationen Logistik-Zentralen und Lernzentren des Immunsystems sind. Zwar können auch andere Zentren die Aufgabe der vernichteten übernehmen, aber dass die massive Entfernung vieler Knoten die Körperabwehr stärkt, kann wohl nicht angenommen werden.

Erst 2008 haben Forscher um den Münchner Epidemiologen Dieter Hölzel untersucht, wie erfolgreich dieses Vorgehen tatsächlich ist und dazu großflächig die Ergebnisse von zahlreichen Studien analysiert.

Das Resultat ist erschreckend: Ob und wie viele Lymphknoten weggeschnitten werden, hat auf die Überlebenszeit der Patienten nicht den geringsten Einfluss. Diese Erkenntnis gilt für die verschiedensten Tumoren – vom Melanom über das Brust- und Magenkarzinom bis zum Prostata-, Dickdarm- und Enddarmkrebs.

Offenbar hatten sich die meisten Mediziner ein falsches Bild davon gemacht, wie sich ein Krebs im Körper ausbreitet.

Bisher waren die Ärzte überzeugt, dass aus der Primärgeschwulst irgendwann einzelne Krebszellen in die benachbarten Lymphknoten abwandern. Von dort, so die Vorstellung, macht der Krebs sich auf die Reise in andere Organe, wo er sich zu den meist tödlichen Fernmetastasen vermehrt. Das aber ist falsch, meinen nun Hölzel und seine Kollegen. Zwar befallen Tumoren häufig die nahe gelegenen Lymphknoten. Doch handelt es sich dabei offenbar eher um Sackgassen der Tumorentwicklung als um Sprungbretter für die weitere Ausbreitung im Körper. „Das Tumorwachstum in den Lymphknoten ist bisher bei keinem Karzinom als Ursache für Fernmetastasen belegt worden – die Primärherde streuen überallhin, auch in die Lymphknoten, aber von dort geht es nicht weiter“, sagt Hölzel in einem Interview für die Zeitschrift „Der Spiegel“.

Offenbar eine weitere Fehlannahme in der Krebstherapie, die sich einfach durch die Fortschreibung über Jahrzehnte halten konnte, ohne ernsthaft überprüft zu werden. Ich kontaktiere Hölzel, der inzwischen die Leitung des Zentrums abgegeben hat und sich auf Forschung konzentriert. „Die Metastasen gehen nicht von den Absiedelungen in den Lymphknoten aus, sondern vom Primärtumor“, ist Hölzel felsenfest überzeugt.

Das hat weitreichende Folgen. Denn wenn, wie Hölzel und seine Kollegen annehmen, die Entscheidung über die Prognose viel früher fällt, weil sich einzelne Zellen des Krebses unentdeckt zu anderen Organen aufmachen und dort Metastasen bilden, dann wird die hohe Kunst des Operateurs wohl sehr überschätzt in ihrer Bedeutung für die Prognose. Und die Einteilung in verschiedene Tumorstadien wird zur akademischen Übung, wenn sich herausstellt, dass eigentlich nur das Faktum, ob bereits unentdeckte Absiedelungen stattgefunden haben, für die Prognose ausschlaggebend ist. „Entscheidend ist, ob bereits Metastasen abgewandert sind, und das geschieht offenbar viel früher als bislang angenommen“, sagt Hölzel.

Das alte, aber immer noch bei der überwältigenden Mehrheit der damit befassten Mediziner gültige Bild über die Entwicklung des Krebses ist für den Münchener Mediziner schlicht falsch: „Die Tumorzellen in den Absiedelungen in den Lymphknoten selbst erzeugen keine neuen Herde oder Metastasen, dafür haben wir viele exakte Daten und überzeugende Argumente“.

Tatsächlich haben US-Forscher in etlichen Fällen von Pankreas-Karzinomen alle Herde des Primärtumors und der Metastasen gensequenziert und damit einen exakten Stammbaum entschlüsselt. „Alle Herde stammen direkt vom Primärtumor, da gibt es keine Zweifel“, fasst Hölzel die Ergebnisse zusammen.

Die gefürchteten Fernmetastasen entstehen wahrscheinlich direkt aus dem ursprünglichen Tumor – und zwar oft bereits viel früher, als es die herkömmliche Ansicht über die Krebsverbreitung nahelegt. Hölzel sieht das so: „Warum ein Tumor relativ bald Metastasen absiedelt und ein anderer nicht, wissen wir nicht, aber wie es geschieht, schon: Es sind den Stammzellen ähnliche pluripotente Krebszellen, die auswandern. Wenn sie sich an einem Organ ansiedeln, verlieren sie ihre Pluripotenz und werden zu Organzellen, nur dass sie sich unbegrenzt vermehren“.

Metastasen metastasieren also nicht. Ob ein Tumor früh Zellen abwandern lässt und ein anderer nicht, ist für die Prognose viel wichtiger als das Stadium und der Zelltyp oder all die anderen Klassifizierungen, welche die Onkologie inzwischen festgelegt hat. Aber es bleibt ein Rätsel, warum es nur einige der ganz ähnlichen Tumoren tun.

Das Konzept der Metastasierung über die Lymphknoten mag eine der grundlegenden Fehlannahmen sein, die erklärbar machen, warum Chirurgie und Chemotherapie trotz ihrer enormen technischen Verfeinerungen bei fortgeschrittenen Krebsstadien immer noch wenig Nachhaltiges ausrichten können.

Die Radio-Onkologie als dritte Möglichkeit der Krebstherapie hat gerade in Österreich eher den Ruf als „allerletzte Option". Seit Wilhelm Röntgen 1895 entdeckte, dass die Strahlen nicht nur Organe sichtbar machen können, sondern auch von schnell wachsendem Krebsgewebe schlechter vertragen werden als das gesunde Gewebe, werden die Tumoren und ihre „Gastgeber" mit Radioaktivität bombardiert. Das schlechte Image dieser Therapierichtung kommt wohl nicht zu Unrecht aus der Zeit, als die Strahlenbombardements noch recht zügellos und breitflächig erfolgten und jede Menge Verbrennungen und Entzündungen produzierten.

Doch inzwischen haben die Physiker und Mediziner die Methoden so weit verfeinert, dass die Ergebnisse bei vielen Krebsarten jenen der Chirurgie ebenbürtig sind, bei manchen sogar besser. Die Strahlentherapie ist zwar ähnlich wie die Chemotherapie ein Zerstörungskonzept für alle Zellen, das allein darauf baut, dass sich gesunde Zellen schneller erholen als Krebszellen. Aber die Strahlung muss nicht den ganzen Körper treffen, kann also etwas gezielter eingesetzt werden als die zelltötende Chemie.

Die Suche nach dem Weg

Ende November 2009. Die Lektüre der internationalen Literatur bestätigt, was Prof. Frauscher sagte: Es sind energische Schritte nötig. Nur in Skandinavien plädieren einige Mediziner auch in meinem Stadium noch für „watchful waiting“, aber das ist auch dort recht umstritten. Die Hochdosis-Strahlentherapie und die Radikaloperation gelten in Skandinavien, Großbritannien und Deutschland für meinen Fall als ähnlich effektiv.

In Österreich dagegen dominieren die urologischen Chirurgen das Geschehen. In Fällen wie dem meinen halten fast alle die Entfernung des Tumors samt Prostata und Lymphknoten, was fast immer auch mit der Entfernung der Nerven einhergeht, welche die Erektion regeln, für den Standardeingriff. Dabei wird auch zumindest einer der Muskelringe entfernt, die den Harnleiter, der durch die Prostata führt, abdichten können und damit den Harn kontrollieren. Als Ergebnis haben die Operierten oft mehrfach nichts zu lachen, weil sie beim Lachen und Niesen Windelhosen brauchen.

Die Hardcore-Verfechter der Lebensverlängerung um jeden Preis rund um die Wiener Uni-Klinik halten die davorgeschaltete chemische Kastration für den goldenen Standard. Ich habe zum Thema schon einmal recherchiert. Diese Hormontherapie wirkt nur befristet, die Krebszellen gewöhnen sich nach ein bis sechs Jahren wieder an sie, offenbar rascher als der Rest des Körpers. Und sie hat auch psychisch bei den meisten Patienten verheerende Folgen. Antriebslos – selbstverständlich durch die Hormongaben impotent – sowie mit wachsenden Brüsten darauf zu warten, dass der Krebs wieder wächst, erscheint mir keine erstrebenswerte Option.

Ich tendiere zunächst zur Operation und spreche mit einem Freund, der sie seit sechs Monaten hinter sich hat. Seit einiger Zeit braucht er keine Windelhose mehr, erzählt er von der wohl am meisten gefürchteten Komplikation.

Und die Potenz?

Da ist nichts mehr, sagt er ruhig.

Der Innsbrucker Chirurg, er gilt als einer mit der meisten Routine und den geringsten Komplikationsraten, findet ebenfalls klare Worte: Die Erhaltung der Kontinenz könne er mir praktisch garantieren, und über die Potenz könne man reden – Nachsatz: „Aber dabei bleibt es dann auch".

Also beim Reden.

Es sei bei meiner Diagnose praktisch sicher, dass die beiden Nervenstränge, die für die Auslösung der Erektion verantwortlich sind, mit entfernt werden müssen. Dazu auch noch die Lymphknoten im Becken. Die Chancen, ohne Rezidiv zehn weitere Jahre zu erleben, seien immerhin 70 Prozent.

Die neue computergesteuerte Operationsmethode mit dem OP-Roboter „Da Vinci" könne er mir nicht wirklich empfehlen. Entgegen der vielen Jubelberichte faszinierter Chirurgen-Kollegen und zur Fortschritts-Euphorie neigender Journalisten seien die ersten seriösen Zahlen über die Ergebnisse der neuen Technik nicht wirklich ermutigend. Seine plausible Erklärung: Beim Vordringen im mikroskopischen Bereich, wie das bei der Prostata nötig ist, seien die Tastsinne der Operateure ein wichtiges Hilfsmittel. Aber der Roboter spürt nichts, ebenso wenig der Operateur, der ihn mit Joystick bedient.

Für die Strahlentherapie findet der erfahrene Prostata-Chirurg wenig Positives: Die habe zwar ähnliche Erfolgsraten, zerstöre aber das Gewebe so, dass bei einem Wiederauftreten des Karzinoms eine Operation praktisch unmöglich sei. Er würde das dann jedenfalls nicht mehr tun.

Zwei Tage später, Anfang Dezember 2009. Ich treffe Prof. Knocke-Abulesz in seinem Haus im Süden Wiens. Der Strahlenmediziner betreibt dort eine großzügig eingerichtete Privatordination, seine Frau ist Psychoonkologin und führt das erste gründliche Anamnesegespräch, das ich seit meiner Diagnose erlebe.

Dann betrete ich Knockes Zimmer und es beginnt das gemeinsame Ringen um die sinnvollste Therapie. Knocke hat Geduld, ist fast erschreckend offen, was die Risiken der Strahlentherapie betrifft, und sehr zurückhaltend bei den Prognosen. Ich habe die Wahl zwischen Impotenz und Inkontinenz auf der Seite der Messerhelden und auf der anderen Seite als statistisch seltener auftretende Folgen der Strahlen Fisteln im Darm, die im schlimmsten Fall sogar einen künstlichen Darmausgang notwendig machen, sowie heftigen Infektionen der Harnwege mit zugehenden Harnwegen.

Allerdings gebe es eine relativ neue Studie, die in Fällen wie meinem durchaus Hoffnung macht: Männer mit Prostatakarzinom mit Gleason Score 7 blieben nach einer kombinierten Hochdosis-Strahlentherapie mit 25 Einzeldosen von außen, dann zwei Brachytherapien, bei denen durch Hohlnadeln für einige Minuten ein stark strahlendes Teil direkt in die Prostata eingeführt wird, zu 85 Prozent auch nach zehn Jahren frei von erneutem Krebs. Nachdem die Methode erst etwas mehr als zehn Jahre angewandt wird, fehlen zwar darüber hinaus gehende Langzeitergebnisse. Mein Tumor hätte zwar Score 8, aber er würde diesen Weg gehen, wenn ich mich entscheide, die statistisch relativ geringen Risiken in Kauf zu nehmen. Durch die verringerte Bestrahlung von außen – statt 37 sind nur noch 25 Tagesdosen erforderlich – würde die Wahrscheinlichkeit, Hautverbrennungen, Darmentzündungen oder Harnwegsprobleme zu bekommen, auf ein Fünftel sinken, also nur noch einige Prozent ausmachen. Das Risiko, in der Folge der Behandlung impotent oder inkontinent zu sein, sei deutlich geringer als durch die Chirurgie.

Und wenn es dennoch ein Rezidiv gibt, hätte ich noch die Operation als zweite Option. Denn das Argument der Urologen, dass die dann wegen der Gewebszerstörungen nicht möglich sei,

sei vor allem bei der nun verkürzten Bestrahlungsdauer von außen längst widerlegt. Der Urologe an seiner Klinik – auch er gehört zur kleinen Gruppe jener, die viel Erfahrung und gute Ergebnisse bei diesem schwierigen Eingriff aufweisen – habe diesen Widerstand längst aufgegeben und operiert erfolgreich Patienten, die nach einer Strahlenbehandlung an einem Krebs-Rezidiv litten.

Freilich, schränkt Knocke ein, das sei noch kein Standardverfahren. Für eine seriöse Evidenz ist dieses gemischte Vorgehen – Bestrahlung von außen und innen – zu jung, es wird erst seit etwa zehn Jahren systematisch angewendet. Aber im Verbund mit einer engmaschigen Untersuchung nach der Therapie alle sechs Monate durch die Innsbrucker Spezialisten um Prof. Frauscher hielte er den Weg für relativ risikoarm.

Ich erzähle ihm von meinem früh entdeckten Darmkrebs, der sich fünf Jahre zuvor ganz nahe bei der Prostata aus einem Polypen entwickelt hatte. Radioaktive Strahlen sind ja auch krebserregend, ob das nicht zu einem neuen Aufflackern dieses Tumors führen kann? Er denkt kurz nach, sagt dann gelassen und ein wenig lächelnd: „Nein, wenn, dann mach' ich Ihnen einen neuen Krebs".

Aber diese Gefahr sei sehr gering.

Nach drei Stunden beenden wir das intensive Gespräch, in dem es um Wahrscheinlichkeiten, Zerstörungen, aber auch um Gefühle und einigermaßen realistische Optionen ging. Ich war anfangs enttäuscht, keine optimistischen Töne à la „das kriegen wir schon hin" zu hören, einfach weil sie mir wohlgetan hätten. Nach und nach habe ich im Gespräch aber gerade durch die Ernsthaftigkeit des Abwägens der Risiken immer tieferes Vertrauen in den Arzt Knocke gefunden.

Beim Wegfahren bemerke ich an der Anzeige an der Windschutzscheibe, dass ich vor einer Hauseinfahrt und entgegen der Fahrtrichtung geparkt habe – so etwas passiert mir eigentlich nie. Aber diesmal habe ich das überhaupt nicht bemerkt, so fokussiert war ich auf das wesentliche Geschehen in mir und die Entscheidung.

Ja, die Strahlentherapie habe schon ganz gute Ergebnisse und operieren könne man danach eventuell schon, aber dann sei das Risiko, inkontinent zu werden, viel höher, argumentiert tags darauf der Wiener Urologie-Professor, ein arrivierter und seriöser Prostataspezialist der alten Urologen-Schule, den ich ebenfalls schon seit Jahren kenne.

Ich habe da die Zahlen schon zuvor genauer studiert. Wenn man nur auf die einzelnen Prozentsätze blickt, stimmt seine Aussage zwar, aber in der Gesamtsicht ist sie einfach falsch: Weil man nur bei 15 Prozent mit einem Wiederauftreten des Krebses rechnen muss, bedeutet selbst eine dann deutlich erhöhte Wahrscheinlichkeit, durch den operativen Eingriff auch den zweiten Schließmuskel zu zerstören (der erste wird ohnehin automatisch aus anatomischen Gründen mit der Prostata entfernt), dass dieses Risiko hier insgesamt deutlich geringer ist als bei der sofort durchgeführten Radikaloperation. Aber ich lasse mich nicht auf Detaildiskussionen ein.

Der Urologie-Professor informiert mich knapp über die Operation. Er hat einige Bekannte operiert, ich halte ihn für einen seriösen Handwerker. Aber sein Interesse scheint eher seinen Kollegen zu gelten als mir. Er notiert sich penibel jede Handlung Frauschers, offenbar einem Intimfeind von ihm, und beendet diszipliniert und ohne sich auf tiefere Details einzulassen das Gespräch nach 50 Minuten mit einer Rechnung über 150 Euro. Davor sagt er noch: Ich brauche, wenn ich mich für die Strahlentherapie entscheiden würde, danach gar nicht erst auf die Idee kommen, im Fall eines neuen Krebses wieder bei ihm Hilfe zu suchen. Starke Worte aus dem Mund eines Arztes, aber ich kommentiere sie nicht. Ich wäre ohnehin nicht mehr zu ihm gekommen.

Ich spreche noch mit meinem Hausarzt, der sich im Internet vergräbt und am nächsten Morgen meinen Eindruck teilt, dass die Zerstörung der Prostata durch die Strahlung im Vergleich zu der durch das Skalpell etwas mehr Chancen eröffnet. Möglicherweise ist gerade die Ungenauigkeit, mit der beim Beschuss mit Photonen auch das Umfeld der Prostata belastet wird, von Vorteil: Die Wahrscheinlichkeit, dass Krebszellen bei mir bereits die Prostata verlassen haben, beträgt immerhin 30 Prozent. Und die im Gewebe rundherum eventuell verstreuten Zellen werden so mit bestrahlt.

Anfang der nächsten Woche erfolgt die Magnetresonanz-Untersuchung des Beckenraumes. Mit dem Verfahren können Metastasen an den Lymphknoten oder anderswo recht genau erkannt werden. Ich versuche ruhig zu bleiben, während ich immer tiefer in die laut dröhnende Röhre geschoben werde. Dann werde ich tatsächlich ruhig, gehe danach nicht mehr ins Büro, sondern ins Kaffeehaus, einfach so.

Am nächsten Tag der Befund per E-Mail, keine Metastasen sichtbar. Ich schließe die Tür zu meinem Zimmer im Büro und weine vor Glück. Prostatakrebs, der bereits Metastasen im Lymphsystem oder in den Knochen abgesiedelt hat, kann eigentlich nur noch palliativ, also hinhaltend, behandelt werden, nach den Zahlen des Münchener Tumorzentrums lebt nach zwei Jahren nur noch die Hälfte der Patienten mit dieser Diagnose.

Das bleibt mir also erspart – vorerst jedenfalls.

Seele heilt – tötet sie auch?

Am Abend bin ich wieder Gast in einer TV-Talkshow. Es geht um Wunderheilungen. Ich bin als Medizinjournalist, der sich mit dem Phänomen der Spontanheilungen beschäftigt hat, dabei. Anlass ist ein wahrscheinlich befristeter kleiner Heilerfolg bei einem gelähmten Mädchen, wohl von der PR-Abteilung der Klinik aufgezwirbelt. Ich spreche von den seriös recherchierten Fällen von Spontanheilungen, von erwiesenen Zusammenhängen von Psyche und Immunsystem, und davon, wie sehr extremer negativer Stress die Abwehrkraft schwächt. Vor allem das Gefühl mangelnder Selbstwirksamkeit, so einige gut dokumentierte Studien, erhöht das Krankheitsrisiko deutlich. Es spricht also auch viel dafür, dass umgekehrt ein gutes psychosoziales Setting heilsam sein kann. Spontanheilungen sollten eigentlich zentrales Forschungsfeld für Mediziner sein. Der Kirchenvertreter argumentiert gar nicht unähnlich, wenngleich mit anderen Worten.

Nach der Sendung entschließe ich mich zu Fuß zu gehen, der Schneeregen stört mich nicht. Ich gehe bedächtig, obwohl der Weg weit ist.

Die Gedanken rasseln. 2004 Darmkrebs, 2008 Hautkrebs, und jetzt das. Mein erster Krebs hat, wenngleich eigentlich sehr früh entdeckt und damit akut nicht wirklich bedrohlich, ein Erdbeben in mir ausgelöst. Schon damals konnte ich auf umfangreiche Arbeiten zurückblicken, in denen ich mich mit Krebs und seinem Entstehen beschäftigt habe. Doch plötzlich war aus der journalistischen Erkenntnis eine höchst persönliche Angelegenheit geworden.

Ich wusste: Neben genetischen Faktoren für eine kleine Minderheit, der ich offensichtlich nicht angehöre, ist vor allem eine

Schwäche des Immunsystems dafür verantwortlich, dass aus den vielen – durch Kopierpannen oder Umwelteinflüsse entstehenden – Teilungsfehlern von Körperzellen tatsächlich Krebs entsteht. Und ich wusste auch, dass die psychische Verfassung das Immunsystem ganz wesentlich beeinflusst.

Ich war und bin überzeugt, dass die Zeit um die Insolvenz des von mir und meinem damaligen Partner geleiteten Internet-Gesundheitsportals surfMED im Jahr 2001 für die Darmkrebsentstehung entscheidend war. So an die drei Jahre war der Tumor wohl auch gewachsen, haben die Mediziner geschätzt.

Ab 1999 hat der Internet-Anbieter Netway den Ausbau des von mir konzipierten Portals mit beträchtlichen Mitteln ermöglicht. Wir waren begeistert – so viele Mittel zur inhaltlichen Arbeit waren bis dahin undenkbar. Ich engagierte fast täglich neue Mitarbeiter, Geld spielte praktisch keine Rolle, dafür Businesspläne mit Jahr für Jahr immer mehr Nullen hinter den Ziffern.

Es war eine journalistische Herausforderung neuen Typs. Meine Vision war alles andere als bescheiden: Wenn es gelingt, Informationssysteme wie surfMED ernsthaft zu verbreiten, wird der Patient als eigenverantwortlicher Manager seiner Gesundheit und Genesungsprozesse kein Schlagwort bleiben, sondern dringend benötigte Realität werden. Der so informierte Patient kann an allen Maßnahmen beteiligt sein und aktiv über Behandlungsziele und Behandlungspläne mitentscheiden. Ein modernes Kommunikationsmanagement im Internet kann das vorhandene kollektive Wissen und die bestehenden Erfahrungen strukturiert aufbereiten und für den individuellen Betreuungs- und Behandlungsprozess so zur Verfügung stellen, dass die Beteiligten wirklich punktgenau informiert sind und unter Abwägung aller Gesichtspunkte über den jeweils besten Weg entscheiden können.

Dazu kann über klug programmierte Tools ein persönliches Coaching angeboten werden: Nur rund 15 Prozent der gesteigerten Lebenserwartung sind Ergebnis der Reparaturmedizin, Lebensstil und Lebensumstände sind viel bedeutsamer. Hier kann persönlich maßgeschneiderte Information effizient, kostengünstig und flächendeckend multiplizierbar im Internet viel erreichen. Gesundheitstherapie ist erlernbar. Sie umfasst alle Maßnahmen und Techniken zur Verbesserung der Selbstheilungskräfte und zur Stärkung der individuellen Autonomie trotz eines körperlichen, seelischen oder sozialen Handicaps.

Rund 20.000 Seiten evidenzbasierter Gesundheitsinformationen entstanden, gegliedert und in der Tiefe gestaffelt und damit nach persönlichen Interessen aufrufbar, und dazu noch Coachingprogramme zu Ernährung und Bewegung, die auf die persönliche Lage der Menschen konkret eingehen und reagieren.

Aber der Aufbau dieses Portals war auch eine neue Herausforderung als Manager, und der war ich deutlich weniger gewachsen. Das Geld floss in Strömen. Aber es war eigentlich klar, dass es irgendwann zu Ende sein würde, weil im Internet immer noch alles gratis sein musste, um akzeptiert zu werden.

Der Vorstand von Netway hatte ein klares Kalkül: Es waren die letzten Phasen der „Internet-Blase“, die Raiffeisen-Tochter wollte rasch noch am Spektakel der raketenhaft steigenden Börsenkurse von Web-Unternehmen mitnaschen und ein Gesundheitsportal aufbauen, es dann verkaufen oder an die Börse bringen.

Was der Netway-Vorstand wohl nicht ahnte: Während er mit uns die Firmenkonstruktion des neuen Web-Portals verhandelte, verhandelten seine Eigentümer über den Verkauf des Unternehmens, das er leitete. Netway wurde unvermittelt an die Schweizer Telekom-Tochter UTA verkauft. Noch am Abend davor haben wir mit dem Netway-Vorstand einen Vertrag fertig verhandelt, zur Unterschrift ist er nicht mehr gekommen, weil der Vorstand am nächsten Vormittag abgelöst war.

Die neuen Manager wollten nur noch befristet weiterzahlen. Ein Schwebezustand mit enormen Ohnmachtgefühlen, ich hetzte von einem Termin zum nächsten mit potenziellen neuen Partnern, aber es war das Ende der Internet-Blase, letztlich zögerten alle. Im August schließlich die Hoffnung: Ein deutscher Betreiber eines medizinischen Callcenters bewegte sich konkret in Richtung Einstieg in das Web-Unternehmen, leistete sogar eine Vorauszahlung – wir sagten die Kündigungen der meisten Mitarbeiter ab. Doch einige Wochen darauf stoppte der Aufsichtsrat dieses Callcenters den Deal.

Dann – es war im September 2001 – zahlten die UTA-Männer einfach nicht mehr. Wir könnten ja den Klagsweg beschreiten, meinten sie trocken, als wir auf den Vertrag hinwiesen. Mein Partner und ich mussten 25 Mitarbeitern erklären, dass wir insolvent und sie ihren Job los sind. Die Medienfirma und surfMED mussten zum Konkursrichter.

Ich habe damals emsig weiter funktioniert, aber im Inneren herrschte ein schwarzes Loch. Was war vermeidbar gewesen, was nicht? Natürlich hätten wir, hätte ich auch früher vorsorglich alle Kündigungen aussprechen können, dann wäre die Insolvenz vermeidbar gewesen. Aber ich habe ja um die Fortsetzung des Projektes gerungen. War ich blind, unrealistisch geworden? Habe ich einfach versagt?

Klar war: Ich, der stets den Anspruch auf Perfektion auch publizistisch hochgehalten habe, war gescheitert. Und mir war unklar: Was kann ich wirklich?

Es dauerte zwei Jahre, bis ich auch emotional wieder auf die Beine kam und mich erneut mit Freude zur Arbeit bewegte.

In einer onkologischen Psychotherapie lernte ich ein wenig mit den Ohnmachtgefühlen umzugehen, sie zu überwinden und die Kraft aufzubauen, wieder mit besserem Selbstgefühl zu agieren.

Und ich habe auch eine zweite Seite in und an mir besser kennengelernt: Die ruhige, besonnene Fassade, mit der ich durchs Leben navigiere, überdeckt oft nur unzulänglich eine viel sprunghaftere und sensible Gefühlswelt. Mein strenges Regulativ hielt die Gefühle stets zurück, weil sie mir unnötig und unangemessen erschienen.

Das hat wie bei den meisten Menschen mit der Geschichte meiner Familie zu tun. Mein Vater, Hermann Langbein, war keine

30, als er in den Konzentrationslagern des Nazi-Regimes um sein Überleben kämpfte. Als politischer Häftling gehörte er zu den „privilegierten“ KZ-Insassen, die nicht unmittelbar von der systematischen Vernichtung der Gaskammern bedroht waren.

Er wusste seine Privilegien zu nutzen. Als Schreiber des obersten KZ-Arztes von Auschwitz rettete er vielen Mitgefangenen das Leben und leitete gemeinsam mit einigen polnischen Häftlingen die Widerstandsorganisation im Lager. Der „Kampfgruppe Auschwitz“ gelang es immer wieder Fluchten zu organisieren, kriminelle Häftlinge aus Schlüsselpositionen der Häftlingsselbstverwaltung zu entfernen und die hygienischen Bedingungen so zu bessern, dass Seuchen wie Fleckfieber eingedämmt werden konnten. Sie schafften es auch, Pläne über die Bahnlinie nach Auschwitz-Birkenau sowie Berichte über die Gaskammern an die Alliierten zu schicken, die jedoch nicht wie erhofft mit Bombardements der Bahngleise reagierten.

Schon 1948 schrieb er in seinem Buch „Die Stärkeren“ nieder, wie weit er damals seine eigenen Gefühle wegschieben und perfekt funktionieren musste. Als stets korrekter „deutscher“ Gesprächspartner führte er die SS-Schergen immer wieder in die Irre, ohne dass diese das merkten, und musste gleichzeitig ohne erkennbare Regungen ertragen, wie viele Tausend Häftlinge um ihn herum, darunter auch gute Bekannte und Freunde aus der „Kampfgruppe Auschwitz“, ermordet wurden. Er baute durchaus persönliche Beziehungen zum SS-Standortarzt auf und konnte so manche Mordaktionen sogar abschwächen. Aber das konnte er nur, indem er äußerlich ruhig im Mordbetrieb funktionierte.

Mein Vater schaffte es im letzten Moment, aus einem Häftlingstransport zu entkommen, der knapp vor Kriegsende zur Ostsee fuhr, wo dann das Schiff mit den Häftlingen versenkt wurde.

Dann war er mit einem weiteren Lebensdrama konfrontiert: Dem jener Menschen, die das unfassbare Grauen des Holocaust überlebt haben. Er hatte sich nichts vorzuwerfen, außer der Tatsache, dass er lebte und nicht wie Millionen anderer in Auschwitz umgekommen war.

Aber er lebte weiter mit den Jahren, die sein Leben geprägt hatten, widmete der Aufarbeitung des kaum Fassbaren seine ganze Energie. Hermann Langbein wurde als Zeitgeschichtler und Autor zu einem der exaktesten Analytiker der Massenvernichtung in den Konzentrationslagern und war maßgeblich an der Verfolgung vieler KZ-Schergen beteiligt.

Er gehört zu den wenigen nicht jüdischen KZ-Insassen, die zu den „Gerechten" in Israel geadelt wurden, weil sie unter Einsatz ihres Lebens Juden beim Überleben geholfen haben.

Mir war er stets ein verständnisvoller, äußerlich milder Vater, der mir das Selbstvertrauen jener Menschen gab, die wissen, dass andere wichtige Menschen bedingungslos zu ihnen stehen.

Aber er vermittelte mir auch das Tabu seines Lebens: Emotionen sind unter allen Umständen im Zaum zu halten, Vernunft, Kalkül und Intellekt sind die einzig zulässigen Ebenen, mit denen man durchs Leben navigiert.

Viele meiner Freunde merkten und merken an meinen gelegentlich unvermittelt auftauchenden Aggressionsausbrüchen, dass es mir nicht immer gelingt, diesem Imperativ gerecht zu werden. Und es ist gut möglich, dass mein Körper, dass mein Immunsystem unter den nachhaltigen Versuchen, meine Gefühle zu unterdrücken, gelitten hat.

Dazu kam noch ein zweites Problem – und ein weiterer Aspekt des väterlichen Lebens: Mein Vater hat erfahren müssen, dass das Urvertrauen, mit dem wir in einer gesunden und sozial verträglichen Umwelt anderen Menschen begegnen können, unter anderen Bedingungen falsch sein kann. Er konnte im KZ jahrelang niemandem vertrauen.

Und dieses Drama wiederholte sich: Mein Vater hat als Kommunist einer Ideologie bedingungslos geglaubt, was ihm sicher geholfen hat, die KZs zu überleben. Meine Eltern waren dann als

Mitglieder der Kommunistischen Partei in Budapest, als ich geboren wurde. Sie haben da den „realen“ Stalinismus kennengelernt, der Glaube an die Ideologie zerbröselte dort. 1956 haben sie nicht gezögert, den Einmarsch der Truppen der UdSSR zur Niederschlagung des Ungarischen Volksaufstandes öffentlich zu kritisieren. Die Folge war ein Ausschluss aus der Kommunistischen Partei und einige Zeit später auch der Rausschmiss meines Vaters aus der Europäischen Lagergemeinschaft der KZ-Überlebenden, die er als Generalsekretär geleitet hat. Üble Intrigen, Verleumdungen, der Verlust des Jobs und dazu eine Art „Kontaktverbot“, an das sich fast alle ehemaligen Freunde aus der KPÖ hielten. Sogar die Verwandten meines Vaters sprachen über Jahrzehnte kein Wort mehr mit meinen Eltern, ich lernte Vaters Cousin Poldi Spira, seine Frau und seine Töchter erst 1969, nach der zweiten Austrittswelle aus der KPÖ in der Folge des sowjetischen Einmarsches in der Tschechoslowakei, kennen.

Zuerst die Erfahrung, von Feinden umgeben zu sein, und dann die, wie aus fast allen Freunden durch Parteibefehl über Nacht Feinde werden: Das hat meinen Vater auf eine besondere Art geprägt. Er sprach nie darüber, aber ich konnte es empfinden: Er war hinter seiner souveränen und ruhig-freundlichen Fassade extrem verletzlich. Meiner Mutter ging es nicht viel anders.

Auch diese Grundeigenschaft habe ich mitgenommen. Ich wusste und weiß, dass sowohl beruflich als auch privat ein Grundvertrauen den anderen gegenüber ein sehr gutes und wichtiges Gefühl ist. Aber es fiel mir immer schwer, Missverständnisse, Irrtümer und Pannen nicht als gegen mich gerichtete Aktionen zu deuten und darunter zu leiden – meist heimlich, denn die Kontrolle der Gefühle sowie ihre Überdeckung durch vernünftiges Handeln waren ein Muss.

Auch diese übertriebene und dennoch versteckte Sensitivität hat mich gerade in Krisenzeiten anfälliger für Krankheiten gemacht. Denn dass die körpereigene Abwehr von seelischen Zuständen beeinflusst wird, ist ein Faktum.

Dazu kommen Entwicklungen im Leben, die einem das Heft der Gestaltung aus der Hand nehmen. Die epidemiologische Fachliteratur kennt das: Herzinfarkt etwa ist keine Managerkrankheit, sondern eine der Hilfsarbeiter, die wissen, dass sie der Bedrohung durch die Arbeitslosigkeit nichts entgegenzusetzen haben.

Auch in der entscheidenden Zeit vor 2009, beim ungleich massiveren Krebsgeschehen der Prostata, gab es einen Anlass, der mir das Selbstvertrauen zu nehmen drohte, mein Leben effektiv zu gestalten.

Mein Partner, mit dem ich seit 1992 zusammenarbeitete, hat sich Ende 2007 auf sehr ungeschickte Art mit dem Finanzamt verdribbelt und dann beim Versuch, sich aus der Patsche zu befreien, dem Finanzamt eine Haushaltsrechnung vorgelegt, nach der er in den vergangenen Jahren mehr ausgegeben hat, als an persönlichen Einnahmen zu verzeichnen war, und nach der das auch in Zukunft so bleiben würde. Er wollte, dass ihm ein Teil der Steuerschuld nachgelassen wird. Doch die Finanzbeamten taten, was sie in solchen Fällen tun müssen: Sie stellten fest, dass mein Partner als Privatperson insolvent war, ein Privatkonkurs war unvermeidlich.

Ich hatte plötzlich statt eines Partners die Masseverwalterin eines Privat-Pleitiers als 50-Prozent-Eigentümerin in der Medienfirma und in surfMED. Die meinte lapidar, es sei unbequem, sie als Partnerin zu haben, es gäbe aber einen Weg, vernünftig weiterzuarbeiten: Ich soll ihr die Anteile abkaufen.

Ich war fassungslos: Der Mensch, der 15 Jahre zuverlässiger Partner war und der die letzten sieben Jahre die kaufmännischen Angelegenheiten der Firma weitgehend geführt hat, macht Fehler mit solchen Konsequenzen. Bin ich blind gewesen? War es nur meine Bequemlichkeit, die mich hatte wegsehen lassen? Oder ist es einfach so, dass gelegentlich Fehler gemacht werden, dumm gelaufen?

Ich habe einem Freund vertraut. Und ich habe das gemacht, was ich als Journalist an Managern oft kritisiert habe: Ich habe meine Verantwortlichkeit nicht ernst genommen. Ich war wie mein Partner Geschäftsführer, hätte jederzeit die Geschäftspolitik analysieren und eingreifen können, ja, ich hätte das tun müssen. Aber ich habe mich den kreativen Fragen zugewendet und weggesehen, war blind für wesentliche Fragen der Firma.

Und dazu war mit einem Schlag ein Partner weg, der mir auch in der wirklich nicht immer menschenfreundlichen Welt der Medien Sicherheit und Halt gab, mit dem ich stets über alles sprechen konnte. Eine freundschaftliche Partnerschaft war praktisch über Nacht zerrissen, ohne dass es Konflikte, Streit oder auch nur divergierende Ansichten in wichtigen Punkten gegeben hätte.

Einige Zeit war ich furchtbar depressiv, hatte wenig Zutrauen mehr, dass ich – noch dazu allein – die Firmen sinnvoll weiterführen kann. Einen sechsstelligen Eurobetrag negativen Eigenkapitals meines Partners musste ich weitgehend finanzieren, um ihm einen Ausgleich und damit überhaupt eine wirtschaftliche Existenz zu ermöglichen. Dazu noch der Kaufpreis für seine Firmenanteile. Viele Wochen lang begann mein Tag unfreiwillig um vier, fünf Uhr früh, aber ich setzte mich bloß vor den Computer, um sinnentleert herumzulesen und die Zeit bis zum Tagesanbruch totzuschlagen.

Erst nach einigen Monaten kamen wieder Selbstvertrauen und Dynamik in meinen Kopf, und es klappte schließlich gut. Die Firma Langbein & Partner erholte sich schnell – auch weil ich nun konsequent tat, was nötig war: rechnen, planen, nochmals rechnen, entscheiden, wieder rechnen, korrigieren. Und weil ich keinesfalls zwei Unternehmen führen kann, verkaufte ich die Mehrheit an surfMED an das deutsche Softwareunternehmen „Careon“, ich behielt 30 Prozent der Anteile. Mein Prostatakrebs hatte sich wohl in den letzten eineinhalb, zwei Jahren massiv entwickelt, vermuten die Ärzte. Der Zusammenhang liegt also auf der Hand, denke ich beim raschen Gehen durch den Schneeregen des Dezemberabends nach der Talkshow.

Aber jetzt sind da keine Selbstzweifel, keine Verzagtheit. Auch keine Wut, schon gar nicht auf andere wie meinen ehemaligen Partner. Zu wuchtig ist die Bedrohung. Ich will derzeit keine Psychotherapie, ja nicht einmal tiefere Beschäftigung mit meinem Innenleben. Es braucht einfach alle Energie für das, was mir nun als das Wesentliche erscheint: Ich will Haltung bewahren, will aufrecht durch das gehen, was mich jetzt erwartet. Und ich will kämpfen.

Lainz – eine Rückkehr

Ich bin klarer geworden und ruhiger. Ich merke, dass die Tage mir deutlich länger vorkommen, die Erinnerung an gestern fühlt sich an wie sonst die Rückblende in die vergangene Woche. Ich habe das Gefühl, insgesamt positiver zu sein, auch im Alltag Mitarbeitern gegenüber. Ich rufe Dr. Knocke an und bitte um einen möglichst raschen Beginn der Strahlentherapie nach seinem kombinierten Konzept.

Dr. Knocke reagiert rasch, schon eine Woche später werde ich im Krankenhaus Hietzing, wie Lainz nun genannt wird, aufgenommen.

Sonderabteilung für Strahlentherapie, knapp vor Weihnachten 2009. Den alten Gebäudekomplex mit dem Pflegeheimcharme des frühen 20. Jahrhunderts kenne ich von zwei unerfreulichen Anlässen: Hier, gleich im Nachbargebäude, starb 1984 Claus Gatterer, mein Lehrmeister im TV-Hintergrundjournalismus, an Lungenkrebs. Ich habe ihn in den letzten Wochen seines Lebens fast täglich besucht.

Und hier recherchierte ich 20 Jahre davor, im April 1989, als frischgebackener Ressortleiter Wissenschaft und Gesellschaft für die Zeitschrift „profil“ die Hintergründe der vielfachen Tötung Schwerkranker durch vier Krankenschwestern auf der ersten Medizinischen Abteilung. Auch damals spielte Krebs eine wesentliche Rolle: Der Primar der Abteilung vermied konsequente Schmerztherapien bei Krebspatienten im Endstadium, weil er befürchtete, durch die damit verbundene Dämpfung des Atemzentrums das Leben der überwiegend sehr alten Menschen zu verkürzen.

Die Krankenschwestern mussten die unter quälenden Schmerzen leidenden Menschen betreuen und nahmen schließlich das

Heft des Handelns in die Hand. Dann war der Damm gebrochen, in der Folge fühlten sich die vier wohl als Herrscher über Leben und Tod, Dutzende Patienten starben durch ihre Hand. Gerüchte, sie seien Todesengel, hatten sie bereits Jahre begleitet, weil in ihrer Schicht regelmäßig mehr Menschen starben als in anderen. Aber der Spitalsbetrieb lief weiter, keinem Verantwortlichen fielen die gehäuften Todesfälle oder der erhöhte Schlafmittelverbrauch auf. Erst als die vier Schwestern nach wahrscheinlich sechs Jahren auch noch Insulin einsetzten und bei einem Patienten der Blutzuckerspiegel ohne erkennbaren Grund stark abfiel, schlug das Labor Alarm.

Ich war damals viele Stunden dort, weil ich begreifen wollte, wie ein Medizinbetrieb derart ignorant werden kann. Der Primar und das leitende Ärzteteam sprachen von Verrückten, sie konnten auch im Nachhinein nicht sehen, wie weit sie sich selbst von einer menschenfreundlichen Medizin verabschiedet hatten. Für den Primar war die Dämonisierung der Täterinnen am bequemsten – enthob sie ihn doch der Notwendigkeit, Mitverantwortung bei sich selbst, den anderen Ärzten und generell den Zuständen auf seiner Station zu suchen. Vor Verrückten ist schließlich niemand sicher.

Die Schwestern wurden verurteilt, das System nicht. Erst nach Wochen und vielen Artikeln und Kommentaren musste der Primar schließlich den Chefsessel räumen. Und es dauerte viele Jahre, bis in den Strukturen der Spitäler der „Lainz-Schock“ zu neuen Akzenten – mehr Bedacht auf Schmerzlinderung bei den Patienten und auch einer besseren psychologischen Betreuung der Betreuer – führte.

Jetzt bin ich unterwegs in dasselbe Gebäude, in den Pavillon III genannten Ostflügel, diesmal als Patient. Meine Frau bringt mich mit dem Auto zur Klinik-Abteilung, ein kurzer Abschied, ich bin ungern unpünktlich und vermeide wohl auch jede Gelegenheit, meine Verzweiflung zu fühlen.

An den Gebäuden hat sich wenig verändert, immer noch die breiten Gänge mit gelblich-grünlicher Wandfarbe, Anstalts-Ambiente. Eine merkwürdige Kombination von alten Polstermöbeln und noch älteren Bestrahlungs-Anlagen in den breiten Gängen, quasi ein Museum der Hardcore-Versuche, Krebszellen mit den Mitteln der Physik zu zerstören. Freundliche Assistentinnen, ich soll zur „Simulation" gehen und mich dort melden. Eine eigene Abteilung, in der die Organe unter Röntgen so genau vermessen werden, dass im zweiten Schritt die Bestrahlung so präzise wie möglich am 3D-Computer geplant werden kann. Ich werde in die Umkleidekabine gebeten und angewiesen, mich auszuziehen, das T-Shirt könne ich anlassen. Ich will nicht entblößt den Ärzten und Assistentinnen gegenübertreten und behalte die Unterhose an. Erst vor der Liege ziehe ich sie aus, ich soll mich zunächst mit angewinkelten Beinen auf die Seite legen. Entschuldigend erklärt der Oberarzt, dass er nun unangenehm werden müsse, aber die Aufdehnung des Darmes durch einen Ballon etwa zehn Zentimeter oberhalb seines Ausganges würde einerseits die Prostata fixieren und damit genauer bestrahlbar machen und andererseits einen Großteil des Darmgewebes aus dem Hochdosisbereich fernhalten und so vor der Zerstörung bewahren. Er führt eine Art Dildo ein, dann spüre ich die kräftige Dehnung des Darmes, als er den Ballon mit Flüssigkeit aufpumpt.

In Rückenlage werden die Beine auf einem Gestell leicht angewinkelt fixiert, der Röntgenkopf beäugt mich von allen Seiten.

Prof. Knocke kommt nach einigen Minuten und teilt mir mit, dass er zufrieden sei, die Planung habe keine weiteren Schwierigkeiten ergeben. Die Assistentinnen zeichnen mit schwarzem Filzschreiber große Zielkreuze auf meine Hüften und vom Nabel zur Scham, das diene zur Einrichtung der Bestrahlungsrichtung, erklären sie.

Dann geht es rauf in den ersten Stock zur Bettenabteilung Alpha. Am Ende des Ganges, wo früher die grässlichen Aufenthaltsräume waren, befindet sich eine Art Wohnzimmer. Freundliche Schwestern, persönliche Begrüßung mit Händedruck, leider sei mein Bett noch nicht frei. Ich nehme im Wohnzimmer am

Esstisch Platz. Es ist knapp nach neun Uhr früh, allmählich öffnen sich die Türen der Nachbarstation, die sich Gang und Wohnzimmer mit der Strahlenabteilung teilt. In Rollstühlen und in Betten geschoben kommen Patienten ins Wohnzimmer, deren Schicksal ihnen aus den Gesichtern spricht. Es ist die Palliativstation, mit engagierten, fröhlichen Schwestern und Pflegern und auch Freiwilligen, aber eben die Station, wo Krebspatienten ihr mitunter langes Ende erleben.

Ich kenne solche Stationen von Dreharbeiten, aber jetzt bin ich hier Patient. Ich kämpfe mit Tränen. Eine jüngere Frau kommt in Straßenkleidung, offenbar ist auch sie Patientin. Sie nimmt auf einer Couch Platz und verliert den Kampf mit den Tränen. Ich bin erleichtert, sie weint auch für mich.

Der Oberarzt erscheint, ein typischer stationsführender Arzt, nett und respektvoll bis schüchtern, etwas unbeholfen. Er spricht lange mit der weinenden Patientin, die sich allmählich beruhigt, und wendet sich dann mir zu, spricht mich mit meinem Namen an. Er kennt meine Bücher, und redet respektvoll und anerkennend über sie, während er eine unendlich wirkende Anzahl an Eprouvetten mit meinem Blut füllt.

Ein alter Mann mit Hirntumor mit seiner Frau, die ihm hilft – nicht verloren zu gehen, wie sie sagt – und die jüngere Frau nehmen mit mir am Esstisch Platz, um das Mittagessen einzunehmen. Die Patienten der Palliativstation werden wieder in die Zimmer gebracht.

Die Frau stellt sich als Gabi vor, fragt, ob ich wirklich der Journalist bin. Sie ist Buchhändlerin, kann sich an praktisch jeden Titel meiner Bücher erinnern. Wir bleiben sitzen und sprechen lange über unser Schicksal. Sie hat stets sorgfältig die Gesundenuntersuchungen absolviert, der PAP-Test hat bis zuletzt beruhigende Ergebnisse gezeigt, aber das waren trügerische, falsche Befunde, wie leider so oft bei der sogenannten Krebsvorsorge. Denn da war plötzlich die Diagnose Gebärmutterhalskrebs, auch Metastasen waren schon feststellbar. Sie hat zwei Kinder, die

Tochter ist gerade vier Jahre jung. Sie hat sich ebenfalls für die Organ erhaltende kombinierte Strahlentherapie entschieden, morgen ist ihre letzte Brachytherapie dran. Die Strahlentherapie hat sie als entsetzlich belastend in Erinnerung, und ihr Optimismus hält sich erkennbar in Grenzen. Aber das Gespräch tut uns beiden gut.

Der Tag vergeht langsam. Ich nehme die Blicke der Schwerstkranken auf, ihre Gerüche, gewinne allmählich an Festigkeit. Ja, da muss ich hinsehen lernen, und zwar nicht mehr mit dem Blick des Journalisten, sondern mit den Augen des Betroffenen. Das ist gar nicht leicht, aber es wird wohl bald gelingen.

Der nette Oberarzt gibt mir Ausgang, abends komme ich zurück und kann das Zimmer beziehen – es ist nicht wie vereinbart ein Einzelzimmer, weil Infektionen die Belegung der Einzelzimmer nötig gemacht haben. Der alte Mann vom Mittagstisch liegt da, er entschuldigt sich gleich für sein Schnarchen. Das brauchen Sie nicht, sage ich, aber von uns beiden wird heute nur der schlafen, der als Erster zu schnarchen beginnt.

Er ist deutlich früher dran. Das Zimmer ist heiß und stickig. Um 23 Uhr gehe ich nach draußen und verbringe fünf Stunden am Gang, im Wohnzimmer, wieder auf den Gängen. Manche Türen der Zimmer der Palliativstation sind offen, wohl damit die Schwestern rascher hören, wenn sie benötigt werden. Meditative Stunden, elend lange zwar, aber als ich um vier Uhr früh noch kurz schlafen gehe, kann ich auch ohne flackernde Angst auf das Faktum sehen, dass ich im ungünstigsten Fall nur noch wenige Jahre zu leben habe. Der alte Mann schnarcht nicht mehr, ich kippe weg.

Angst vor der Vernichtung

Die Nachricht, man leidet an Krebs, löst beim Betroffenen und bei seinem persönlichen Umfeld heftige Emotionen aus – anfangs fast immer negative bis hin zu heftigen Aggressionen. Ich kann mich noch gut an meine erste persönlich nahegehende Begegnung mit der Diagnose Krebs erinnern. Es war Oktober 1983, als Claus Gatterer mich am Abend der TV-Sendung „teleobjektiv" anrief. Ungewöhnlich, denn mein journalistischer Lehrmeister war zwar bis zur Fertigstellung der Filme ein sorgsamer und nachdenklicher Teammensch, die Live-Moderation der Sendung allerdings war stets ausschließlich seine Angelegenheit gewesen. Ich solle schnell kommen, sagte er außergewöhnlich unpräzise. Ich fuhr rasch auf den Wiener Küniglberg ins ORF-Zentrum, etwa 20 Minuten vor Sendungsbeginn war ich da. Claus Gatterer wurde von würgendem Husten geplagt und hatte starkes Nasenbluten, das mit den herkömmlichen Hausmitteln schon länger nicht zu stoppen war.

Gatterer, der mich extrem fördernd und zulassend, aber dennoch beharrlich in die Grundregeln journalistischer Fairness eingeführt hatte, sagte, er könne nicht mehr. Ich müsse die Moderation übernehmen und das Studiogespräch führen.

Eine große Chance für mich. Kurt Langbein, der Aufdecker sozialer Missstände, der Rebell, von dem der damalige ORF-Generalintendant Gerd Bacher sagte, er brauche Asbesthandschuhe, wenn er in seine Nähe kommt, der Autor, der soeben mit dem Buch „Bittere Pillen" für grelle Aufregung sorgte, dieser knapp 30-jährige Journalist soll das TV-Magazin „teleobjektiv" moderieren, eine damals für kritische Seher unverzichtbare Sendung, das Flaggschiff des unabhängigen und investigativen TV-Journalismus.

Doch ich dachte keine Sekunde daran. Ich spürte, ahnte, dass das Nasenbluten Ernstes anzeigt – und ich war irgendwie empört. Statt uneigennützig helfen zu wollen oder eigennützig meine Chance wahrzunehmen, hatte ich das Gefühl, mein journalistischer Vater wolle sich davonschleichen und mich im Stich lassen. Mein Lehrmeister war plötzlich hinfällig, schwach. Das erlebte ich als Entzug seiner Schirmherrschaft über mich, und meine Angst vor diesem Verlust richtete sich als Zorn gegen ihn.

Es blieb Gatterer nichts anderes übrig als zu moderieren, das Nasenbluten stoppte kurz. Wenige Tage darauf war die Ursache dafür klar: Lungenkrebs im fortgeschrittenen Stadium, keine Chance auf Operation mehr.

Erst jetzt, 25 Jahre später und konfrontiert mit der eigenen Diagnose Krebs, habe ich Gelegenheit, die Tagebucheintragungen Claus Gatterers aus jenen Tagen zu lesen. Thomas Hanifle, mit dem ich eine filmische Biografie Gatterers fürs Fernsehen gestaltet habe, hat das gesamte Tagebuch für ein Buch aufbereitet:

„11. Oktober 1983. Den ganzen Abend Nasenbluten. Vorsichtshalber habe ich Kurt auf den ‚Berg' gebeten: ich hoffte wirklich, er würde mir wenigstens das Studiogespräch abnehmen. Ich habe die Sendung über die Runden gebracht – mit unmerklichem Nasenbluten und keinem Husten. Das Gespräch wurde sachlich von Dr. Forster gerettet, der mir sehr geholfen hat. Im übrigen bin ich vor innerer Wut geplatzt".

Es ist die gleiche ohnmächtige Wut, die auch ich 25 Jahre später erlebte, als ich unvermittelt vom vitalen Journalisten, Ehemann und Vater zum Opfer des „Königs aller Krankheiten" wurde. Selbst von Ohnmachtgefühlen geplagt, steht man fassungslos vor der Wut der nächsten Menschen, die sich mit ihrem Zorn aufbäumen gegen den Verlust an Geborgenheit durch die Schwäche des Beschützers – und gegen die heftige Angst, selbst so unvermittelt wie der eigentlich Betroffene von den eigenen Körperzellen aufgezehrt zu werden.

Im November schrieb Claus Gatterer ins Tagebuch: „Ich bin vor allem sehr traurig, obschon mir Primarius Zwick sehr viel Hoffnung macht. Aber doch nicht zuviel. Weinen wollen – und nicht können. Pläne, die in nichts zerrinnen. Ich möchte, dass der Kurt da wäre!"

Ich habe einige Wochen gebraucht, um Gatterers Sterblichkeit zu akzeptieren. Dann, hoffe ich, war ich ihm bis zu seinem Tod ein stützender und helfender Wegbegleiter. Schließlich konnte er auch weinen, als ich bei ihm war.

Manchmal wichen meine Frau und ich bei den ausgedehnten Besuchen in Lainz den Krankenschwestern kurz aus, wenn diese den Patienten Gatterer betreuten. Heftige Gefühle während der Spaziergänge im Park des Krankenhauses. Ich hatte plötzlich unbändige Lust auf neues Leben, erstmals wünschte ich mir ein Kind. Brigitte zögerte noch, doch Claus Gatterers Ende war der Beginn des Lebens meines Sohnes Daniel.

Claus Gatterer konnte noch mit mir und meinen damaligen Kollegen Hans-Peter Martin und Hans Weiss das 500.000. Exemplar des Medikamenten-Ratgebers „Bittere Pillen" feiern, aber er war schon gezeichnet vom baldigen Ende. Im Juni 1984 starb er.

Es bestand für mich wenig Zweifel, weshalb Claus Gatterer gerade einmal 60 Jahre alt werden durfte. Der aus einer Südtiroler Bergbauernfamilie stammende liberale Journalist hatte einen bemerkenswerten Weg hinter sich – er war in frühen Jahren mit konservativen publizistischen Größen wie Gerd Bacher befreundet und hatte sich allmählich nach links entwickelt. „Im Zweifel aufseiten der Schwachen" lautete sein Leitspruch, und unter seinem Schirm konnten sich Elizabeth T. Spira ebenso wie Robert Dornhelm, Peter Huemer oder ich gut entfalten.

Gerd Bacher, mit dem er Jahrzehnte zusammen arbeitete, und der ihn auch in den ORF geholt hat, hat ihm die Hinwendung zum sozial engagierten Journalismus übel genommen und jahrelang versucht, die ursprünglich von ihm selbst inspirierte Sendung

„teleobjektiv“ abzusetzen. Heftige Zuseherproteste und politische Scharmützel verhinderten das.

Claus Gatterer wollte stets mit seinem alten Weggefährten, den er immer noch schätzte und auch als Freund bezeichnete, einen offenen Dialog über seine Zukunft führen. Doch der ORF-Boss verweigerte das offene Wort und ließ seinen alten Kumpel von der darin fatal gut geübten ORF-Bürokratie drangsalieren. Er wollte, dass Gatterer aufgibt. Das wollte der Bauernbub aber nicht, vielmehr weckte das seinen Widerstandsgeist bis zur Starrköpfigkeit.

Ich habe Gatterer oft allein in seinem Büro gesehen, der Blick schweifte gelegentlich kurz zum Telefon, das nicht läuten wollte, und er schwieg. Auch privat hatte er in diesen Zeiten keinen Rückhalt – seine Frau hatte ihr Leben zuvor selbst beendet.

„Die Schikanen, die Bosheiten, die Niedertracht Bachers mir gegenüber entließ mich aus der Freundschaft“, schrieb Gatterer im November 1983 in sein Tagebuch.

Lawrence LeShan, der große alte Mann der psychologischen Krebsforschung (er hat sich erst in den letzten Jahren im hohen Alter der Parapsychologie zugewandt), hat in einer schon 1959 erschienenen Studie eindrucksvoll zusammengefasst, was bereits vor dem Jahr 1900 als medizinisches Allgemeingut galt, aber dann im Zuge der Technisierung der Medizin verloren ging. „Ärzte im 19. Jahrhundert, die Krebspatienten behandelten, verfügten über keine ausgefeilten Geräte und Apparaturen“, schreibt er, „sie waren gezwungen, ihren Patienten zuzuhören, um herauszufinden, was ihnen fehlte. Und durch dieses Zuhören erfuhren sie die persönliche Geschichte des Patienten und lernten seine Gefühle kennen. Große persönliche Verluste und Erfahrungen von Hoffnungslosigkeit vor dem ersten Auftreten von Anzeichen einer Krebserkrankung zeigten sich als so häufige Faktoren, dass sie nicht ignoriert werden konnten“.

Stellvertretend für alle Mediziner dieser Tage zitiert LeShan den britischen Mediziner Hoyle Walsh, der 1846 ein Standardwerk über Krebs herausgab: „Es ist viel darüber geschrieben worden, welchen Einfluss seelischer Schmerz, plötzliche Schicksalsschläge und ständiges Niedergedrücktsein auf die Anfälligkeit zur Entstehung einer Krebskrankheit haben. Wenn man denen glaubt, die sich damit befassen, liegen hier die Hauptursachen der Krankheit; ... obwohl der vorgebliche Einfluss seelischer Unruhe noch niemals bewiesen worden ist, wäre es vergeblich, leugnen zu wollen, dass sehr überzeugende Tatsachen hinsichtlich der Bedeutung des Gemüts für das Auftreten dieser Krankheit oftmals beobachtet werden".

Einige Milliarden Röntgenbilder, CT-Aufnahmen und klinische Studien später hat sich an diesem Wissensstand nicht viel geändert.

Die naturwissenschaftlich orientierte Medizin hat über zwei Jahrhunderte versucht, ein mechanisch auf körperliche Vorgänge orientiertes Verständnis der Krebsentstehung zu entwerfen und darauf ihre Behandlungskonzepte zu gründen. Wirklich erfolgreich war sie dabei bis auf Ausnahmen nicht.

Aber die komplexeren Erklärungsansätze wurden nicht ernst genommen. Die Versuche, mit den üblichen aus der Naturwissenschaft entlehnten statistischen Methoden psychische Faktoren herauszurechnen, die zu einer „Krebspersönlichkeit" gehören, scheiterten. Für die Medizinmechaniker war das der endgültige Beweis, dass psychische Ursachen für Krebs nicht ausschlaggebend sind.

Doch die Statistik, wie wir sie verwenden, ist ein stumpfes Instrument, wenn es um die Identifikation von individuellem Geschehen geht. Inzwischen gilt als unstrittig, dass der Zustand des Immunsystems entscheidend dafür ist, ob aus Kopierfehlern bei der Zellteilung oder anders geschädigten Zellen Krebs entstehen kann.

Der Nachweis, dass Psychotherapie die Lebenserwartung Krebskranker erhöhen kann, sollte ausgerechnet einem skeptischen Schulmediziner glücken. Schon lange hatte den Psychiater

David Spiegel von der Stanford University das „nervende und langweilige Partygeschwätz“ irritiert, dass Krebskranke angeblich dann länger leben, wenn sie Psychotherapie machen. Eine Versuchsreihe, so Spiegels Ansinnen, sollte das Gegenteil beweisen.

Untersucht wurden dabei 86 Frauen, deren Brustkrebs bereits Fernmetastasen aufwies. Einmal wöchentlich nahmen die Patientinnen an psychotherapeutischen Gruppensitzungen teil, um Selbsthypnose zwecks Schmerzkontrolle zu lernen. Sie überlebten im Schnitt doppelt so lang wie die Mitglieder der psychotherapeutisch unbehandelten Vergleichsgruppe.

Die Studie, sagte Spiegel später, habe sein „Denken verändert, was die Kraft emotioneller Zuwendung betrifft“.

Auch das traditionell orientierte Fachblatt „Science“ lobte die Spiegel-Studie als „ersten wissenschaftlich überzeugenden Nachweis einer Veränderung der Lebenserwartung durch Psychotherapie“.

Studien wie diese, die das Weltbild der Medizin verändern, lösen selbstverständlich vehemente Abwehr aus. So wurde versucht, in Folgestudien zu belegen, dass die Ergebnisse nicht stimmen. Doch immer häufiger gibt es seriöse Ergebnisse, die Spiegels Ansätze nachhaltig bestätigen.

Immerhin hat auch die Naturwissenschaft ihren Blick in den vergangenen zwei Jahrzehnten deutlich verfeinert: Das neue, interdisziplinäre Forschungsgebiet der Psychoneuroimmunologie (PNI) hat neue Voraussetzungen geschaffen. PNI-Forscher analysieren Blut, Speichel und Gewebeproben und machen die Kommunikation zwischen Seele und Immunsystem im Elektronenmikroskop sichtbar.

Ihre ausschließlich psychotherapeutisch orientierten Vorfahren waren noch häufig auf das Ziehen von Schlüssen angewiesen. Entsprechend war ihr Stellenwert im schulmedizinischen Betrieb: An den traditionellen Kliniken führten die Psychosomatiker eine Randexistenz. In der Medizin wurden sie eher belächelt als ernst genommen.

Aber seit einiger Zeit steht die Psychosomatik auch auf einer naturwissenschaftlichen Grundlage.

Dazu war es nötig, die Einflüsse seelischer Vorgänge auf den Körper auf Ebenen zu identifizieren und chemisch nachzuweisen, welche die Medizin kennt und anerkennt: den Zellen und Körpersäften.

Wie die Psyche den Körper lenkt

Allein die Zusammenstellung meiner Recherchen zu diesem Thema im vergangenen Jahrzehnt zeigt schon, wie überzeugend diese Arbeiten inzwischen gelungen sind:

Dem US-Wissenschaftler George Murphy etwa gelang 1994 der Nachweis, dass unliebsame Hauterkrankungen wie Akne und Schuppenflechte durch psychische Vorgänge begünstigt werden. Der Dermatologe von der Universität Maryland konnte nicht nur zeigen, wie diese Krankheiten durch spezielle Mastzellen – solche können entzündungsfördernde Substanzen freisetzen – ausgelöst werden. Murphy konnte auch belegen, dass diese Mastzellen von einer Substanz beeinflusst werden, die von Nervenzellen ausgeschieden wird. Akne und Schuppenflechte, so die Folgerung des Forschers, werden also zumindest teilweise von psychischen Vorgängen beeinflusst: Ein Beispiel für eine zunehmende Serie von Forschungsprojekten, die – verwirrend für die traditionelle Schulmedizin – mit naturwissenschaftlichen Methoden die psychosomatischen Zusammenhänge zwischen Seele und Immunsystem belegen und messbar machen.

Forscher der Universität Mainz wiederum belegten ihre Vermutung, dass Nerven- und Immunsystem über direkte Verbindungen miteinander kommunizieren könnten. Die Anatomen fanden heraus, dass die lymphatischen Organe – sie sind für die Produktion und Differenzierung von Immunzellen zuständig – mit überraschend vielen sensiblen Nervenfasern ausgestattet sind. Diese übermitteln Informationen aus dem Körper über das Rückenmark ins Gehirn. Projektleiter Eberhard Weihe konnte an Gewebeschnitten zeigen, dass in den Lymphknoten sensible Nervenfasern mit diversen Immunzellen in direkten Kontakt treten: etwa mit solchen, welche die Immunantwort regulieren, und mit entzündungsfördernden Mastzellen.

Doch das Immunsystem verfügt auch über ein zweites, biochemisches Kommunikationssystem, das ohne Nervenfasern auskommt. Informationsträger sind dabei frei zirkulierende Moleküle, die ihre Nachricht zu jeder Körperzelle tragen können, die ein geeignetes Empfangssystem hat: etwa schmerzstillende Endorphine, aber auch Schmerz und Durst auslösende oder Appetit stoppende Substanzen. Geist und Bewusstsein, so vermuten Fachleute, drücken sich über solche Botenstoffe im Körper aus.

An der University of Ohio testeten die Psychologen Ronald Glaser und Janice Kiecolt-Glaser den körperlichen Tribut, den eine Medizin-Prüfung von den Kandidaten forderte. Das Resultat: Der Stress senkte den Spiegel der Antikörper und die Aktivität der natürlichen Killerzellen. Ein Effekt, der einen ganzen Monat andauerte.

Außerdem hemmte der Prüfungsstress nicht nur die Produktion von Interferon und Interleukin, den Substanzen, die Killerzellen zu stärkerer Aktivität anregen und auch bei der Krebsabwehr eine wichtige Rolle spielen. Bei vielen Studenten wurden auch schlummernde Herpesviren aktiviert – am stärksten bei jenen, die sich selbst als „einsam“ bezeichneten.

An der New York Medical School untersuchte ein Forscherteam die körperliche Widerstandsfähigkeit von Männern, deren Frauen an fortgeschrittenem Brustkrebs litten. Resultat: Solange die Untersuchten den Kranken beistanden, blieb ihr Immunsystem intakt. Doch etwa zwei Wochen nach dem Tod der Partnerin ließen sich die Antikörper produzierenden Lymphozyten der Männer nur noch sehr eingeschränkt durch Substanzen stimulieren, die unter normalen Bedingungen die Zellteilung der weißen Blutkörperchen anregen.

Depressionen, so die differenzierende Schlussfolgerung der Forscher, lähmen – anders als etwa Angst oder Aggression – die Abwehr umso stärker, je intensiver sie sind.

Auch das körpereigene Cortisol wird von seelischen Zuständen beeinflusst. Dieses Hormon, das bei Angst und sonstigen psychischen Belastungen von der Nebenniere verstärkt ausgeschüttet wird, kann die Immunfunktionen hemmen. Steht man seinen Problemen hilflos gegenüber – die PNI-Leute nennen das „Kontrollverlust“ –, so wird die Cortisol-Produktion weiter gesteigert.

Stress fordert und überfordert

Dabei kommt es durchaus darauf an, von welcher Art der Stress ist. Denn die Immunwerte können unter Stress durchaus auch ansteigen.

Würde Stress keine körperlichen Auswirkungen haben, hätten es unsere Vorfahren nicht weit geschafft. Alle Reaktionen, die unter diesem Begriff subsumiert werden, bewirken zunächst einmal nichts, was der Gesundheit schaden könnte. Ganz im Gegenteil: In akut bedrohlichen Situationen wird der Kreislauf ebenso aktiviert wie die Atmung, das Schmerzempfinden reduziert, jede Zelle im Körper in den Hochleistungsmodus geschaltet und das Immunsystem vorsorglich auf Trab gebracht.

Freilich braucht dieser Turbo-Betrieb seinen regelmäßigen Ausgleich. Deshalb sorgt ein fein ausgeklügeltes Rückkoppelungssystem dafür, dass die Produktion der körpereigenen Drogen und Abwehrstoffe nicht überschießt. Würde etwa die Aufrüstung des Immunsystems grenzenlos weiter vorangetrieben, würden sich die Abwehrzellen bald gegen den eigenen Körper richten, die unlimitierte Zufuhr von aufputschenden Hormonen würde den Menschen bald in den Wahnsinn treiben, ein ständig rasendes Herz bald aufhören zu schlagen.

Hauptverantwortlich für die Regulierung dieser Vorgänge ist das Hormon Cortisol, das die Feinabstimmung der Stressreaktion, von der Bereitstellung des Blutzuckers bis zur Feinjustierung des Immunsystems, übernimmt. Erzeugt wird es in der Nebennierenrinde, wenn im Gehirn erzeugte Botenstoffe dem Organismus „Gefahr im Verzug“ melden. Danach wird der Cortisolspiegel im Blut ständig gemessen. Liegt er zu hoch, wird die Produktion weiterer Cortisoldosen eingestellt.

Bei Dauerstress gerät dieser Mechanismus aus dem Gleichgewicht. Immer neue Cortisolschübe in immer kürzeren Abständen führen immer häufiger zu Kurzschlüssen, bis die Fähigkeit zur Selbstregulierung völlig verloren geht: Der Cortisolspiegel bleibt ständig auf höchstem Niveau und bringt dabei eine ganze Reihe von Körperfunktionen durcheinander. Der Blutdruck bleibt dauerhaft erhöht, die Muskeln ständig verspannt, die Gefäße verlieren ihre Elastizität.

Die Abteilung für Innere Medizin an der Universität in Hannover etwa zapfte gestressten Fallschirmspringern vor dem Flug und nach der Landung Blut ab. Die kurzfristige Belastung, hatten die Immunologen schließlich Anlass zum Staunen, hatte bei etwa zwei Dritteln der Fallschirmspringer die körpereigenen Killerzellen regelrecht aufgeputscht. Offenbar sind wir darauf getrimmt, in kurzfristigen Extremsituationen besonders rasch auf Gefahren von außen reagieren zu können.

Das Zentralnervensystem greift über Hunderte verschiedene Hormone direkt in den Immunhaushalt ein. Das Immunsystem kann aber auch von sich aus aktiv werden und Botenstoffe aussenden, die das Nervensystem über Vorkommnisse in den entlegensten Körperregionen informieren. Beispielsweise über eine Bakterieninvasion. „Das Immunsystem bittet sozusagen um Fieber“, erklärt Johannes Reul, Immunologe am Max-Planck-Institut für Psychiatrie in München: „Dadurch verschlechtern sich die Lebensbedingungen der Bakterien. Jene der Immunstoffe aber verbessern sich.“

Aber auch ohne Sendeboten funktioniert die Zwiesprache. Suzanne Felten, Immunologin aus New York, fand mithilfe des Elektronenmikroskops überall in der Blutbahn direkte Andockstellen zwischen Nervenzellen und Lymphozyten. „Im selben Moment, wo eine Reizung passiert“, erklärt sie, „fließt die Kommunikation.“

Darauf gerät ein Alarmplan zur Ausführung, wie er ausgeklügelter kaum praktiziert werden könnte. Als Erste zur Stelle sind bei Invasion von Viren oder Bakterien meist Makrophagen, relativ grob geschnitzte Fresszellen. Die dendritischen Zellen wiederum schleppen Teilchen der Angreifer zu den Lymphknoten. Nun beginnt ein Einschulungskurs. Die T-Zellen spezialisieren sich über viele Mutationen auf alle Eigenheiten des Feindes, lernen ihn sozusagen auswendig, und schwärmen dann in Mengen zum Einsatz aus. Gleichzeitig geben sie ihre Informationen über Botenstoffe an eine weitere Gruppe weißer Blutkörperchen, die B-Zellen, weiter. Diese Kollegen beginnen daraufhin mit der massenhaften Produktion von Antikörpern. Wenn schon einmal der gleiche Angreifer am Werk war, also im Archiv bereits eine Akte über den Übeltäter aufliegt, läuft dieser Prozess um ein Vielfaches schneller ab.

Eine vierte Gruppe von Abwehrzellen, die „natürlichen Killerzellen" (NK-Zellen), entspricht in diesem Bild dem Bundeskriminalamt, die in den eigenen Reihen für Ordnung sorgt. Krebsartig veränderte Zellen des eigenen Körpers oder solche, die von Viren befallen sind, haben bei ihr nichts zu lachen.

Selbst die Ahnung einer Gefahr kann solche Prozesse bereits auslösen und das Immunsystem binnen Sekunden in Alarmzustand versetzen. Tests zeigen: Zunächst steigt dann die Anzahl der NK-Zellen rasch. Daraus zu schließen, dass dies gesund ist, wäre allerdings verfrüht. Denn kurz nach dem Stressereignis wird der Körper umso anfälliger, weil die NK-Zellen sogar unter das Niveau vor dem Versuch abfallen. „Das ist bei einmaligen Ereignissen wahrscheinlich kein Problem", erklärt Johannes Reul, „wenn der Stress aber chronisch wird, hat das enorme Auswirkungen." Reul bewies das zunächst über einen Tierversuch. Der Neuroimmunologe verabreichte den Ratten eine Woche lang ununterbrochen das Stresshormon CRH. Dann setzte er die Tiere einer künstlichen Bakterien-Infektion aus. „Die gestressten Ratten waren nicht mehr fähig, auf die Infektion angemessen mit Fieber zu reagieren", beschreibt er das Resultat, ihre Körpertemperatur war „um bis zu zwei Grad unter den Temperaturwerten der ungestressten Tiere."

Ähnlich massiv haben sich dann auch die Auswirkungen beim Menschen gezeigt: Bei Lebenspartnern, die ständig Streit hatten und aus diesen negativen Stresserlebnissen nur selten einen Ausweg fanden, sank die Zahl der natürlichen Killerzellen auf ein ähnlich tiefes Niveau wie etwa bei Vietnam-Veteranen mit einem schweren Kriegstrauma.

Und etliche Studien zeigen auch, dass bei Krebspatienten eine reduzierte Aktivität solcher natürlichen Killerzellen festzustellen ist.

Krebsrisiken und Krebsursachen

Für mich steht fest: Ohne ein durch psychische Belastungen geschwächtes Immunsystem hat Krebs kein leichtes Spiel im menschlichen Körper, selbst wenn klassische Risikofaktoren vorliegen.

Denn selbstverständlich gibt es auch rein körperliche Ursachen für Krebs. Ich kenne aus der Literatur eine Unmenge davon und viele auch persönlich durch meine Recherchen. Rauchen erhöht die Wahrscheinlichkeit, an Lungenkrebs zu erkranken, beträchtlich, UV-Strahlen befördern Hautkrebs, Nickel, Ruß, Teer, aromatische Amine und Benzol können als Luftschadstoff das Krebsrisiko erhöhen. Feine Fasern wie die von Asbest bleiben im Lungengewebe und lösen spezielle Krebsarten in Lunge und Rippenfell aus. Ich habe in Kärnten Arbeiterinnen besucht, welche die Säcke, in denen Asbest transportiert worden war, neu vernähten. Sie atmeten ahnungslos die feinen Fasern ein, die sie mit der Nähmaschine aus der Jute klopften – viele von ihnen starben 10, 15 Jahre später einen jämmerlichen Tod durch Rippenfellkrebs. Es waren so viele Tote, dass die Krebsstatistik in der Region auffällig hoch ausfiel – deshalb habe ich dort zu recherchieren begonnen.

In den Kinderkliniken von Kiew und Gomel konnte ich zehn Jahre nach der Katastrophe von Tschernobyl sehen: Radioaktive Strahlung erhöht zunächst einmal deutlich die Häufigkeit von Schilddrüsenkrebs, auch wenn die Atomlobby dort wie wohl jetzt auch in Japan die Krebssterblichkeit mit großem Aufwand schönrechnen lässt.

Aber das alles sind letztlich Risikofaktoren, welche die Erkrankungswahrscheinlichkeit erhöhen, quasi ein paar Tausend Teilungsfehler mehr zu den Hunderttausenden dazu, die ohnehin passieren. Ob aus einer solchen Belastung bei einem einzelnen Menschen Krebs wird, hängt entschieden von der Kraft des Immunsystems ab.

Wäre das nicht so, müsste die Häufigkeit von Krebserkrankungen insgesamt viel stärker schwanken und auch in der Folge stärkerer Umweltbelastung deutlicher ansteigen. Doch das ist nicht der Fall, obwohl anzunehmen ist, dass wegen der Techniken zur Früherkennung mehr Krebserkrankungen entdeckt werden als noch vor 20 Jahren. Seit vielen Jahrzehnten bleibt in den Industriestaaten der Prozentsatz der Menschen, bei denen Krebs festgestellt wird, in etwa bei 30 Prozent der Bevölkerung. Vor der Jahrtausendwende gab es einen leichten Anstieg, danach sank die Krebsrate wieder in etwa auf das Ausgangsniveau. Lediglich bei den einzelnen Krebsarten gab es stärkere Schwankungen, die sich aber anscheinend insgesamt ausglichen.

Bleiben die genetischen Dispositionen. Doch hier zeigt die Forschung der letzten Jahre: Genetische Besonderheiten, die mit hoher Wahrscheinlichkeit zu Krebs führen, treten nur bei sehr wenigen Menschen auf. Es gibt spezielle Gendefekte, die mit sehr hoher Wahrscheinlichkeit zu Krebs der Brust oder des Darmes führen, aber das bleibt eine kleine Minderheit, nicht einmal fünf Prozent. Für diese Familien bedeuten die Zugewinne an Wissen allerdings eine enorme Belastung: Sobald die Analyse auch bei jungen Frauen und Männern ergibt, dass der Gendefekt mit sehr hoher Wahrscheinlichkeit in einigen Jahrzehnten zu Krebserkrankungen führen wird, entscheiden sich viele für Radikaloperationen an den gesunden Organen. Nicht immer ist dieser auch für Mediziner ethisch heikle Eingriff nachhaltig erfolgreich – der Krebs tritt gelegentlich am verbleibenden Gewebe dennoch auf.

Die Unterschiede werden deutlicher, wenn es nicht um Krebs insgesamt, sondern um die einzelnen Krebsarten geht, und auch sie relativieren den Einfluss der Vererbung. Große Studien aus den USA zeigten schon in den 1980er-Jahren, wie gering insgesamt der Einfluss der Gene und wie groß jener der Lebens-

Umgebung ist. Schon nach einer Generation erkrankten etwa Einwanderer aus Japan ähnlich häufig an Darmkrebs wie die amerikanische Durchschnittsbevölkerung – und damit viermal häufiger als ihre Verwandten, die in Japan geblieben waren. Umgekehrt verlief die rasante Anpassung beim Magenkrebs, der in Japan wesentlich häufiger ist als in den USA.

Epidemiologen erklären die krassen Unterschiede – in Japan sterben etwa jährlich 30 von 100.000 Einwohnern an Magenkrebs, in den USA sind es nur 8 – vor allem mit unterschiedlichen Essgewohnheiten. In der japanischen Küche dominieren gepökelte und mit verschiedenen Salzen reichlich behandelte Lebensmittel. Die nach dem Genuss von Pökelsalzen im Magen entstehenden Nitrosamine haben sich eindeutig als krebsfördernd erwiesen. Dass umgekehrt Darmkrebs in Japan wesentlich seltener ist als in den USA und Europa, findet eine ähnliche Erklärung: Japaner essen viel ballaststoffreiches Gemüse, Junkfood enthält jedoch kaum Ballaststoffe.

Die Art der Ernährung spielt also bei der Krebsentstehung ganz offensichtlich eine wichtige Rolle. Noch in den 1970ern und 1980ern gab es in der Alpenregion in den ländlichen Gebieten viel häufiger Magenkrebs als in den Städten, weil Pökelfleisch viele krebserregende Komponenten enthielt. Daraus aber zu schließen, dass eine besondere Ernährung Krebs verhindern könnte, ist zwar naheliegend, aber vermutlich falsch: Letztlich sterben in Japan und den USA annähernd gleich viele Menschen an Krebserkrankungen des Verdauungsapparates. Die Art der Ernährung dürfte nur darüber mitentscheiden, wo der Krebs letztlich ausbricht. Und auch in Bayern und Österreich hat der starke Rückgang der Magenkrebserkrankungen durch schonendere Räucher- und Pökelmethoden nicht dazu geführt, dass Krebs insgesamt seltener wird. Es gibt nun mehr Krebs an Prostata, Brust und Darm, die Häufigkeit von Krebs insgesamt bleibt etwa gleich.

Auch Viren und Bakterien können Krebs zumindest mit verursachen, vor allem beim Gebärmutterhalskrebs – inzwischen wird der Einfluss dieser klassischen Eindringlinge auf das Krebsgeschehen jedoch insgesamt auf gerade fünf Prozent geschätzt.

Nach und nach hat sich bei mir bei der Beschäftigung mit der Krebsentstehung das Bild durchgesetzt, dass die Umweltfaktoren – von Schadstoffen über UV-Strahlung und Radioaktivität bis zur Ernährung – das zwar beeinflussen, aber wahrscheinlich in ihrer Bedeutung überschätzt werden. Sie sind wohl entscheidend dafür, welches Organ in der Lebensgeschichte eines Menschen zuerst von Krebs betroffen wird, und weniger dafür, ob ein Mensch an einem bösartigen Tumor erkrankt.

Zellen außer Takt

Ob Krebs überhaupt entstehen kann, hat dagegen wesentlich mit der Kraft des Immunsystems zu tun. Und die wird von Faktoren beeinflusst, denen in der öffentlichen Debatte und leider auch in Medizinerkreisen oft weit weniger Bedeutung beigemessen wird.

Die relativ neue Fachrichtung Chronobiologie hat dazu wesentliche Erkenntnisse beigesteuert.

Dass negative Stressverarbeitung das Immunsystem schwächt, ist bereits ausführlich erwähnt. Ein zweites Reparatursystem aber versteckt sich in unserem Lebensrhythmus. Während der Nachtstunden ist normalerweise die Ausschüttung der Stresshormone abgeschaltet, Hormone wie Melatonin übernehmen das Kommando im Orchester der Körpersäfte. Und in diesem Zustand finden im ganzen Körper intensive Reparaturarbeiten an defekten Zellstrukturen und DNA-Strängen statt. Der Schlaf ist also eine mehrfach hoch aktive Zeit – in unseren Träumen verarbeiten wir unsere Eindrücke, das Hirn sortiert die Millionen Inputs aus dem vergangenen Tag und speichert die als archivtauglich ausgewählten Informationen im Langzeitgedächtnis. Gleichzeitig herrscht auch volle Konzentration des Hormon- und Immunsystems auf die Reparatur von Zelldefekten und die Vernichtung von Zellen, die sich unkontrolliert vermehren.

Und damit ist diese Zeit mit all ihren emsigen Aktivitäten dennoch eine ganz wichtige Erholungsphase des gesamten Organismus.

Wird sie gestört, sinkt die Fähigkeit des Körpers, mit Krebszellen fertig zu werden, stark ab. Seit 2007 werden in den USA, in Dänemark und Deutschland laufend große epidemiologische Studien veröffentlicht, die schließlich ein gemeinsames Bild ergeben: Schichtarbeiter wie Pfleger in den Krankenhäusern haben ein um 40 Prozent erhöhtes Risiko, an Prostatakrebs zu erkranken, bei Krankenschwestern mit unregelmäßigen Nachtdiensten ist das Brustkrebsrisiko sogar um 70 Prozent höher als bei den Berufskolleginnen mit normal geregelter Arbeit. Ähnlich beim Personal in Langstreckenflugzeugen, wobei hier das Risiko durch die in hohen Luftschichten erhöhte Radioaktivität nachweisbar viel geringer ist als die Belastung durch den Schichtdienst.

Offenbar ist das Immunsystem von Menschen, die tagsüber oder unrhythmisch schlafen müssen, massiv geschwächt. Wer seine Nächte nicht im dunklen Schlafzimmer verbringt, sondern in einer hell erleuchteten Krankenhausstation Patienten bewacht oder im Flugzeug permanent Zeitzonen überquert, bietet Krebszellen langfristig offenbar verbesserte Bedingungen. Besonders die Lichtverhältnisse und das Hormon Melatonin spielen nach bisherigen Erkenntnissen eine große Rolle. Das Licht – wichtigster „Zeitgeber" für den Körper – beeinflusst die Produktion von Melatonin: Das Hormon wird nur bei Dunkelheit produziert. Tierversuche etwa haben deutlich gezeigt, dass Melatonin vor Krebs schützt.

Strahlende Weihnachten

Krankenhaus Hietzing, 18. Dezember 2009. Um sechs Uhr morgens weckt mich der Pfleger mit einem ungeschickt eingebrachten Einlauf, der Darm muss für die nachfolgende Ultraschalluntersuchung ordentlich leer sein.

Wieder auf der Gynäkologenliege, vermisst Prof. Knocke mit dem Ultraschallkopf im Darm die Wege, die er nach Beendigung der Strahlentherapie im Februar nächsten Jahres mit seiner Hohlnadel nehmen wird, um Iridium in die Prostata zu transportieren. Er ist wieder zufrieden, es wird klappen, an den Beckenknochen vorbei ins Körperinnere zu kommen.

Zu Mittag dann die erste Strahlentherapie. Im Keller ist die abgehängte Decke des Gangs halboffen, überall Kabelstränge, dekadentes Chaos eines zumindest äußerlich maroden Spitals. Die Räume um den Linearbeschleuniger dagegen sind sorgfältig drapiert, freundliche Farben, modern. Da haben der Abteilungsleiter und sein Team sich erkennbar gegen die träge Verwaltung durchgesetzt.

Umkleidekabine. Wieder die Aufforderung, alles bis aufs T-Shirt auszuziehen. Wieder gehe ich in Unterhose und T-Shirt an zwei an diversen Bildschirmen sitzenden Menschen vorbei durch einen gekachelten abgewinkelten Gang in einen großen Raum, in dem in der Mitte ein Ungetüm und eine Liege stehen. Warum hier den Menschen abverlangt wird, mit entblößter Scham durchzugehen, ist mir schleierhaft – es ist unglaublich und wuchtig genug, was auf sie wartet, weshalb ihnen die letzte Würde nehmen?

Aber es ist spürbar wohl nur Gedankenlosigkeit oder das Ringen um Sekunden im Zeitplan, denn die Mitarbeiter hier sind durchaus den Patienten zugewandt und bemüht, die Spannung aus der Atmosphäre zu nehmen.

Eine Ärztin stellt sich vor, die zwei Medizinisch-Technischen Assistentinnen auch, wir wechseln ein paar kurze Worte. Gut, dass ich die Unterhose anbehalten habe.

Wieder das Bedauern wegen der kommenden Bohrungen im Darm, ich finde das nicht wirklich schlimm. Dann auf den Rücken, die Beine ins Gestell, die Liege fährt in die Höhe, im Halbdunkel werden rote Laserlinien sichtbar. Die beiden Assistentinnen bedienen ruhig die Elektromotoren, welche die Liege so manövrieren, dass die aufgemalten schwarzen Kreuze an meinen Hüften exakt dort zu liegen kommen, wo sich die Laserlinien kreuzen. Ein leichtes Ziehen und Zupfen an einem Bein und den Hüften, dann ein zufriedenes „so, jetzt bestrahlen wir", und ich bin allein im Raum. Leicht mystische Musik unterstreicht die unwirkliche Atmosphäre, die mir aber gar nicht besonders unangenehm erscheint. Eigentlich komisch, denke ich.

Der Metallkubus zeigt von oben auf meinen Unterbauch. Ein Sirren, etwa sechs Sekunden lang, ist das Signal für das Eindringen der ersten Photonendosis in meinen Körper. Dann fährt der Metallkubus in einem Viertelkreis neben meine rechte Hüfte. Ein metallisches Klicken zeigt, dass das quadratische Bestrahlungsfeld mit kleinen Blei-Stiften halbwegs der Anatomie meiner Prostata angepasst wird. Nach dem Surren positioniert sich der Linearbeschleuniger neu. Später erfahre ich, dass der Kopf um fünf Grad gedreht wird, weil die Blei-Stifte das Bestrahlungsfeld stufig abgrenzen und die Kanten mit der leichten Drehung reduziert werden sollen. Wieder das Surren, dann fährt das Monstrum einen Halbkreis über mich und wiederholt das doppelte Bestrahlen durch den linken Hüftknochen. Zum Schluss fährt das Ding noch unter mich und jagt eine Strahlendosis von hinten durch mich.

Nicht einmal zehn Minuten, und jede meiner Zellen im Hochdosisbereich in und um die Prostata, wo sich die sechs Strahlendosen vereint haben, hat durch die Strahlung durchschnittlich

800 Schäden davongetragen. Etwa drei Viertel der Schäden betreffen die DNA. Doch die Entwicklungsgeschichte des menschlichen Organismus hat den Zellen beigebracht, wie solche Schäden, die sonst durch Kopierfehler bei der Zellteilung oder etwa durch UV-Strahlen passieren, repariert werden können. Das zweite DNA-Paar sorgt rasch für Austausch der defekten Teile.

Bloß Zellen während der Teilung können das nicht – die haben kurzzeitig nur einen DNA-Strang. Pech, dass sich Krebszellen besonders häufig teilen – Pech für die Krebszellen.

Ich registriere während dieses martialischen Vorganges, dass ich eher unwillkürlich die Lehren von Psychoonkologen befolge, ein positives, heilsames Gefühl macht sich um die Körpermitte breit, ein harter Kontrast zu dem, was ich sehe und höre, aber es tut gut.

Ich stehe fast beschwingt auf, fühle in mich hinein, merke aber nichts Besonderes. Ich versuche zu erreichen, dass ich die nächsten sechs Wochen täglich in der Früh drankomme, ich bin ja berufstätig. Sie wollen wirklich arbeiten, sagen die Assistentinnen mit erkennbarem Zweifel, aber auch ein wenig Neugier: Sie meinen, Sie werden das durchhalten?

Aber ich bekomme den Frühtermin um 7.30 Uhr.

Wieder oben auf der Station, sagt mir der Oberarzt, er habe für nächste Woche noch eine Knochenszintigraphie anberaumt. Die Analyse des Blutes habe nämlich gezeigt, dass mein PSA-Wert bereits auf 15 gestiegen ist, das ist fast eine Verdoppelung in nur sechs Wochen, so etwas sei oft ein Anzeichen für Knochenmetastasen.

Es beginnt in meinem Kopf zu sirren. Ich höre die Erzählung von Medizinern aus meinen journalistischen Recherchen, wie die Knochen von Prostatapatienten unvermittelt zerbrechen, weil die Metastasen sie zerfressen haben. Und von den erst mit dem Tod endenden Schmerzen, die sie auslösen.

Aber der PSA könne auch durch eine Entzündung in der Folge der Biopsie-Stanzen so steigen, ergänzt der Oberarzt noch, sichtlich um etwas Beruhigung bemüht.

Die ersten Tage verlaufen unproblematisch, ich fahre gleich nach der Strahlentherapie ins Büro, bin energetisch halbwegs gut drauf. Termine im ORF, Sprachmischungen von Reportagen für „ServusTV“, Abnahmen durch die peniblen Redakteure des WDR halten mich auf Trab.

Am 23. Dezember dann die Knochenszintigraphie. Das Sirren im Kopf hat sich zu einem dauernden Schwindelgefühl weiterentwickelt, mehr an Angstanzeichen erlaube ich mir offenbar nicht. Der Szintigraph benimmt sich dezent und fährt ruhig von den Zehen bis zum Kopf über mich, das Kontrastmittel, das mir zwei Stunden davor injiziert wurde, zeigt die Strukturen in den Knochen an. Unmittelbar danach stehe ich auf und sehe in der Ecke des Raumes die Ärztin der Nuklearmedizinischen Abteilung vor einem großen Bildschirm stehen. Ich mache zwei Schritte in ihre Richtung, sie merkt das und winkt mich zu sich. „Es wird eine Woche dauern, bis der Befund da ist. Aber ich mache Ihnen gerne ein Weihnachtsgeschenk: Ich sehe nur Degenerationserscheinungen an der Wirbelsäule, aber keine Anzeichen für Knochenmetastasen“.

Ich schwebe über die verschneiten Wege zwischen den Pavillons des Krankenhauses hinunter zum Taxistandplatz und fahre wieder ins Büro.

Am Weihnachtstag Darmkrämpfe. Leicht ziehend zuerst, dann laut, fordernd. Können das schon Komplikationen sein? Unwahrscheinlich, die ersten zwei Wochen habe ich nichts zu erwarten, sagte Prof. Knocke. Aber unmöglich?

Dann kommt der Durchfall. Und es steigt mir der markante Geruch der Sterbenskranken auf der Palliativstation in die Nase. Ich falle richtig hinein in ein elendes Gefühl, der festliche Brunch bei Freunden, eine fixe Einrichtung am Weihnachtstag, wird zur mühevollen Zwangsaktion. Dann kommt der Besuch in der Alzheimer-WG, wo meine Mutter und ihre Leidensgenossen Weihnachten feiern. Alle haben an einem langen Tisch Platz genommen, die Pflegerinnen sind aktiv und fröhlich, ein Hauch von

Leben und Freude steht in den Gesten und Gesichtern der alten Menschen, denen das Schicksal die Mittel zum Austausch mit den Mitmenschen abgeschnitten hat. Ich würde so gerne wissen, was sie fühlen, denken, sagen wollen.

Und ich denke, meine Erkrankung hat auch Vorteile – dieses Ende wird mir erspart bleiben.

Ich kann das elende Gefühl nicht ablegen, der Bauch lässt das nicht zu, es werden mühsame Weihnachten.

Ein anderes Ich

Die Diagnose Krebs hat mir schon einmal, fünf Jahre davor, den Boden unter den Füßen weggezogen. Obwohl der krebsige Polyp im Darm komplett im Gesunden entfernt werden konnte, war ich schrill alarmiert, auch meine Frau war anfangs nachgerade panisch. Es war das erste Mal, dass wir heftig daran erinnert wurden, dass wir sterblich sind.

Meine Frau musste lernen, dass ich schwach sein kann, und ich war entschlossen, mein Leben zu ändern. Familienaufstellungen und eine Psychotherapie haben das Verständnis der Belastungen meiner Herkunft durchaus erhöht. Ich habe die Wurzeln meiner Aggressionshemmung und deren Widerpart – plötzlich auftretende aggressive Ausbrüche, bei denen ich liebe Freunde, Kollegen und Mitarbeiter niedermachen konnte, dass allen Hören und Sehen verging – etwas mehr erfühlen können. Dass der Kopf immer schon wusste, dass dies mit meinem Vater und dessen Schicksal als KZ-Häftling eng verbunden ist, hat daran nichts geändert.

Jetzt aber fühlte ich mich befreiter, allmählich lernte ich den Mitarbeitern und Freunden zu sagen, was mich stört – und die Wut blieb weg. Ich trennte mich von etlichen Mitarbeitern und es ging mir gut dabei.

Ich redete offener mit Freunden. Und hatte das Gefühl, eine neue Etappe des Lebens erreicht zu haben.

Zuerst zweimal im Jahr, dann nur noch einmal eine Koloskopie. Immer sind Polypen nachgewachsen, manchmal finden die Pathologen auch bereits Vorstufen von Krebszellen. Einmal wollen sie schon ein Stück des Darmes entfernen, ich lehne ab, und weitere Pathologen sehen auch keinen zwingenden Grund dafür.

Dann, nach fünf Jahren, kommt der erste Darmbefund ohne nachgewachsene Polypen, die wieder entfernt werden mussten. Endlich Entwarnung!

Und im gleichen Jahr der neue Krebs, diesmal einer, der sicher nicht komplett entfernbar ist.

Und dennoch läuft es anders. Nach den ersten Schwindelanfällen, hilflosen Wünschen, den eigenen Körper zu verlassen, Somatisierungen mit Darmkrämpfen entwickeln sich Ruhe und Kraft. Nach einigen Wochen schon kein Zurückschauen. Kein „warum ich?“, keine tiefen Selbstzweifel, die jetzt doch nur schwächen und damit weiter zerstören würden. Eher ein „Augen auf und durch“. Ich stehe vor sechs Uhr auf, dusche wie befohlen ohne Seife, um die schwarzen Zielkreuze an meinem Körper für die Strahlen nicht zu zerstören, fahre mit dem Taxi in die Klinik, lasse die Bestrahlung als erwünschtes Zerstörungswerk in meinem Körper gelassen geschehen, fahre ins Büro und arbeite aktiv und meist sogar gut gelaunt an diversen überwiegend interessanten Projekten. Nicht einmal die sonst um diese Zeit ohne Seychellen-Aufenthalt unvermeidliche leichte Winterdepression macht sich bemerkbar, obwohl der Winter sich kalt, zäh und nebelig über die Wochen legt. Die Arbeit geht mir gut von der Hand, auch unvermeidliche Rückschläge mit Auftraggebern wie dem jungen und anfangs nicht auf allen Ebenen professionell geleiteten Sender „ServusTV“ nehme ich ruhig entgegen, keine Wut, kaum Selbstzweifel, einfach in sich ruhende kräftige Gelassenheit.

Wenn ich durch die Gänge des ORF zu diversen Projektgesprächen gehe, sprechen mich alte Bekannte an und fragen, wo ich auf Urlaub war, ich sähe so prächtig aus. Ich lache sie an und erzähle vom besten Urlaub in der Heimatstadt zu den Feiertagen, wo alles ruhig ist.

Es ist etwas da von dem Gefühl, jede Minute positiv nutzen zu wollen, leben zu wollen. Und es ist auch etwas da von Mut und Zuversicht.

Gelegentlich taucht auch kurz tiefe Traurigkeit auf, die ich mir dann aber auch erlaube.

Wenn ich Glück habe, kann ich noch mehr als ein Jahrzehnt gut leben. Immerhin mit 80 Prozent Wahrscheinlichkeit, wenn Prof. Knockes Annahmen stimmen. Aber was bedeutet das für mich schon als Individuum? Ich kann nicht zu 80 Prozent leben und zu 20 Prozent sterben, auch wenn das ein durchaus akzeptabler Gedanke wäre.

Dass ein 56-jähriger Mann, der regelmäßig Sport betreibt, schon drei Krebsdiagnosen hinter sich hat, die statistische Wahrscheinlichkeit für diese Konstellation liegt in Mitteleuropa sicher nur im Promillebereich, praktisch bei null Prozent, und dennoch trifft sie auf mich zu.

Auch wenn ich wieder die Arschkarte ziehe und zu den 20 Prozent gehöre: Dr. Knockes vorsichtigen Aussagen kann ich entnehmen, dass ich noch gut drei Jahre hätte, vielleicht sogar ein wenig mehr. Ich weiß allerdings, dass Prostatakrebs ab dem Zeitpunkt der Diagnose von Metastasen seine Gastgeber durchschnittlich nur zwei Jahre am Leben lässt.

Ich lerne, auf diese zwei oder drei Jahre zu schauen, und schließlich kommen sie mir im Vergleich zu den saugenden Todesängsten erleichternd lang vor.

Freunde und fremde Freunde

Es ist auch eine Zeit intensiver Treffen mit Bekannten und Freunden. Wie selbstverständlich hat sich die ganzen Wochen über ein enges Netz an Einladungen, Treffen und Abendessen ergeben. Es sind die empathiefähigeren und angstfreieren unter den Freunden, die sich nun melden und einschalten. Es sind die warmen, innigen Freundschaften, die nun stärker werden. Die Freundinnen und Freunde setzen sich ihrer eigenen Todesangst aus, überwinden die Scheu, über das Sterben zu sprechen. Ihre wohltuende Beschäftigung mit mir und meinem Zustand gibt mir viel Kraft.

Und diese Kraft macht es mir möglich, zumindest meist ganz selbstverständlich hinzunehmen, dass ein anderer Teil der Freunde, Verwandten und befreundeten Kollegen und Mitarbeiter es offenbar nicht schafft oder schaffen will, sich auf eine Konfrontation mit Krebs und der Angst vor der eigenen Sterblichkeit einzulassen. Sie vermeiden jede Nähe zum Thema, weichen sogar aus, wenn es unvermeidlich scheint, sich dem Gespräch zu stellen. Sie entfernen sich in Riesenschritten zumindest emotional von mir. Manchmal tun sie es in einer Art von Abwendung, die mich erschrecken lässt: Habe ich heftigen Mundgeruch? Gibt es schon einen anderen Gestank, der sich um mich verbreitet? Rieche ich bereits wie die Patienten in der letzten Lebensphase auf der Palliativstation?

Für mich werden sie nun eine Art fremder Freunde.

Es werden mit den nahen Freunden schöne und traurige Gespräche, ein schöner und trauriger Silvester, dann entschwinden nach und nach auch die traurigen Phasen. Ich freue mich, wie wenig mir das Strahlenbombardement anhaben kann, ärgere mich, dass Sport wegen der Infektionsgefahr durch den Schweiß verboten bleibt, und lebe gut und intensiv. Nach einiger Zeit überwindet meine Frau die Angst vor meinem strahlenbelasteten Körper, und es gibt wieder schönen Sex.

Mein Sohn bleibt ein liebevoller, einfühlsamer Begleiter, er ist extrem aufmerksam, ohne aufgesetzt zu wirken. Auch die Freundinnen und Freunde meines Sohnes erlebe ich als erstaunlich nahe. Schön, dass es solche Generationenbeziehungen gibt.

Im Büro spiegelt sich die Situation: Ich erzähle nur den engsten Mitarbeitern, die ohnehin irgendetwas mitbekommen würden, von meiner Therapie, ohne ins Detail zu gehen. Fünf Jahre davor habe ich meine Erkrankung intern veröffentlicht und die Beklommenheit erlebt, die ein solcher Schritt auslöst. Ich bitte auch alle, die Information vertraulich zu behandeln. Ich kenne die Reaktion „verfreundeter" Redakteure in den TV-Anstalten, die dann verständnisvoll in die Runde streuen würden – so wie sie es vor fünf Jahren getan haben: man müsse den Langbein vor allzu großer Belastung fernhalten und ihm einige Aufträge entziehen, in seinem bedauernswerten Zustand.

Die meisten Mitarbeiterinnen und Mitarbeiter nehmen die Information angstvoll distanziert zur Kenntnis und meiden die ganzen Wochen über jede weitere Beschäftigung mit dem Thema, Elisabeth mit ihrer Lebenserfahrung ist da eine Ausnahme. Und es entwickelt sich auch eine neue, offene, fast herzliche Beziehung zu Florian Gebauer, einem jungen Mitarbeiter, der unaufdringlich, aber beständig jeden Tag ein Stück mehr nachfragt oder anspricht, angstfrei seine Ansichten beisteuert, ermuntert und Mut macht.

Neun Wochen

Meist brauche ich den Wecker nicht, weil ich ohnehin schon um vier oder fünf Uhr früh wach bin. Keine quälenden Gedanken, eher lange Reflexionen über mein Verhalten bei beruflichen Auseinandersetzungen, aber auch gegenüber Freunden. Produktiv empfundene Stunden des scheinbaren Leerlaufes, die ich jetzt offenbar brauche.

Um fünf vor sieben wartet pünktlich die Taxifahrerin, die im Auftrag der Krankenkassa alle ambulanten Strahlentherapiepatienten ins Krankenhaus Hietzing führt und auch wieder zurückbringt. Sie fährt seit 20 Jahren, kennt viele hundert Hoffnungs- und Leidensgeschichten. Schon bald gibt sie mir zu erkennen, dass ich offenbar auf der glücklicheren Seite bin.

Ein Eindruck, der sich auch im Warteraum vor dem Linearbeschleuniger verstärkt. Ich schätze, dass die Strahlentherapie bei etwa einem Drittel der Patienten dort palliativ gegen Schmerzen eingesetzt wird, ein weiteres Drittel wird wohl mit Strahlen behandelt, weil die Operation davor nicht die ersehnte Befreiung vom Tumor gebracht hat. Und ein Drittel sind wie ich frische Erstpatienten, die hierher gefunden haben, weil Dr. Knocke und sein Team sinnvolle neue Wege in der Strahlentherapie gehen, die eventuell mehr Erfolg versprechen und weniger zerstören, als Messer und Chemie es tun. Es sind mehr Patientinnen mit Brustkrebs, einige mit Tumoren an der Gebärmutter, wenige mit Prostatakrebs wie ich. In der Wiener Medizinerbranche gilt Knockes kombinierter Ansatz an der Prostata noch als experimentell. Zu Unrecht, wie ich überzeugt bin und wie es auch die deutschen, schwedischen und britischen Behandlungsleitlinien zeigen.

Die zwei Drittel auf der Schattenseite sind meist schwer gezeichnet von der Krankheit. Aber auch bei „meinem" Drittel haben etliche schwere Hautverbrennungen, heftige Beschwerden und Entzündungen an den Organen oder Körperteilen in der Nähe des Hochdosisbereiches.

Doch nicht wenige sind relativ heil wie ich.

Zumindest äußerlich. Ab dem zehnten Tag etwa beginnt sich mein Darm zu melden. Ein Teil von ihm ist unweigerlich jeden Tag einmal im Hochdosisbereich, dafür ist die Reaktion eher mild: krampfartige Entleerungen einige Male am Tag, kaum Durchfall.

Während der Bestrahlungen sind diese Zustände etwas fordernd. Der Ballon wird jeden Morgen in meinem Darm an der Stelle aufgeblasen, die den Reflex zur Darmentleerung auslöst. Im gesunden Normalzustand beruhigt sich das fast augenblicklich. Doch jetzt versucht der gereizte Darm krampfend und würgend den Fremdkörper loszuwerden, der sich da in ihm breitmacht, ohne die Chancenlosigkeit des Tuns zu berücksichtigen. Jeder dieser Versuche führt zu spürbaren Veränderungen im gesamten Unterbauch – der Stoppel des „Dildos" am Ausgang des Afters wird durch das Krampfen heftig hineingezogen.

Ich will vermeiden, dass die Prostata während der Bestrahlung woanders liegt – Ärzte dort haben mir erzählt, dass Muskelkontraktionen die Drüse durchaus ein, eineinhalb Zentimeter verschieben können – und einige mich mit meinem Vegetativum durch tiefes Atmen darauf, während der sechs, sieben Sekunden, in der das Surren das radioaktive Bombardement anzeigt, Ruhe zu geben. Das gelingt, aber der Darm krampft darauf den ganzen Vormittag, quasi als Ausgleich zur Zwangspause. Gelegentlich machen sich Entzündungen brennend bemerkbar.

Knapp vor Silvester entscheide ich mich, zusätzlich komplementärmedizinische Begleitung zu suchen. Prof. Knocke ist auch auf diesen Gebieten firm und engagiert, ich hätte das gerne mit ihm besprochen, aber er ist 14 Tage auf Urlaub, das ist mir zu weit weg.

Ich besuche eine Allgemeinmedizinerin aus dem Team der komplementärmedizinischen Krebsbetreuung des AKH. Wir haben uns bald auf einige Ernährungsrichtlinien, Selen und eine Misteltherapie eingependelt. Meine Boswelliasäure aus dem indischen Weihrauch, der seine Wirksamkeit gegen Entzündungen im Darmbereich auch schon schulmedizinisch bewiesen hat, findet sie in Ordnung.

Selen und Mistelextrakt haben schon länger die schulmedizinischen Aufnahmsprüfungen bestanden, sie reduzieren Ausmaß und Schwere der Nebenwirkungen von Strahlen- oder Chemotherapie. Ob sie auch gegen Krebs selbst wirksam sind, ist umstritten.

Ich träufle mir in der Früh Selen auf die Mundschleimhaut und injiziere jeden zweiten Tag Mistelextrakt in eine Bauchfalte. Die Reaktion auf das anthroposophische Präparat, das allmählich auch Respekt, wenn nicht Anerkennung in der Schulmedizin gefunden hat, ist verblüffend stark – anfangs gewinnt meine Wahrnehmung an Schärfe, als hätte ich bewusstseinserweiternde Drogen genommen. Prof. Knocke erzählt mir später, dass Patienten, die das vergleichen können, die Anfangswirkung der Mistel mit der von Kokain assoziieren.

Doch nach einigen Wochen zwingen mich überschießende Hautreaktionen zur Unterbrechung der Misteltherapie, schließlich wechsle ich auf ein anderes, nach dem Wirkstoff standardisiertes Präparat, das ich besser vertrage.

Die Wintermorgen tröpfeln munter dahin, manchmal macht sich ein wenig Erschöpfung breit, aber insgesamt fühle ich mich recht kräftig, wenig verzagt.

Ich trinke vor der Bestrahlung Unmengen – die leere Harnblase wird fast zur Gänze mit bestrahlt, die volle bleibt fast komplett außerhalb des Hochdosisbereiches. Die Mitarbeiterinnen beim Linearbeschleuniger sind längst alte Bekannte. Einige plaudern in den kurzen Minuten, während sie mich passend auf der Liege drapieren, über das Kursbuch Kinder oder das Kursbuch Gesundheit, andere über die wechselnden Musik-Geschmäcker.

Ihre mystisch-meditativen Klänge finde ich sehr hilfreich beim Aufbau heilsamer Fantasien während der Sekunden, die eigentlich kartografiertes Unheil bedeuten.

Nur wenn der einzige Mann Dienst hat, gibt es keine Musik.

Wenn Fremde unangekündigt und kommentarlos den Bestrahlungsraum betreten, sorge ich regelmäßig für ein wenig Aufsehen: Ich stelle mich laut vor und frage die Hinzugekommenen, wer sie sind und was sie hier zu tun haben. Kollegen der Assistentinnen, die etwas vergessen haben, und Praktikantinnen reagieren betreten, entschuldigen sich. Sie haben wohl einmal gelernt, dass nackte Menschen auf der angehobenen Liege in einem Behandlungsraum immer noch Menschen mit Anspruch auf Würde sind.

Die Stimmung variiert markant: Die junge Ärztin und die Oberärztin sorgen stets für lebhaftes Tun und Gespräche im weiblich dominierten Team rund um das Bestrahlungsgerät, die Oberärzte allenfalls für ruhige Geschäftigkeit. Auch die Art, wie Ärzte und Ärztinnen mich penetrieren, ist markant unterschiedlich. Die weiblichen Hände führen den festen Schlauch sogar dann, wenn der Darm schon entzündet ist und brennt, so sanft ein, dass es kaum irritiert. Die Ärzte stoßen entschlossen zu und blasen den Ballon ruckartig auf, sodass gelegentlich das Gefühl entsteht, er würde gleich platzen. Aber alle hinterlassen das Gefühl, zugewandt zu sein.

Dann kommt das letzte Mal. Ich bringe die Ärztin etwas in Verlegenheit, weil ich sie darauf hinweise, sie möge heute ihr Vordringen in mein Inneres besonders zelebrieren. Die nette Bestrahlungs-Assistentin hat Tränen in den Augen, als sie mir sagt, dass sie sich sehr wünscht, mich nicht wiederzusehen. Auch meine Augen werden feucht und ich bewundere noch mehr den Zugang des ganzen Teams zu den Patienten – der Erfolg wird für sie sichtbar, wenn die Patienten verschwinden. Nur der Misserfolg kommt zurück, eigentlich eine traurig verdrehte Welt.

Die letzten Stunden

Ich bin irgendwie erleichtert, aber gleichzeitig auch angestrengt. Denn ein Thema lässt mich nicht mehr los: das Sterben. Und zwar nicht das Sterben, das ich als Journalist beobachtete oder als Angehöriger erlebte, nein, mein eigenes. Und das fühlt sich ganz anders an.

Ich kenne gute Bücher, ich habe mit klugen Menschen darüber gesprochen, habe Verwandte begleitet und war sogar mit der TV-Kamera dabei. Aber jetzt ist alles anders – ein sprunghaftes Wechseln zwischen Verleugnung, Verzweiflung und ruhigem Hinnehmen, ein kaskadenhaftes Herumturnen zwischen Plattitüden und tiefen Empfindungen.

Ich weiß aus Erfahrung: Selbst wenn es den Betroffenen gelingt, gut und auch wohlwollend begleitet Bilanz zu ziehen über ihr Leben, fällt es vielen nicht leicht, zu gehen.

Ich erinnere mich an den Tod meines Vaters. Er war 84, als er mich kurz anschaute und sagte: „Jetzt geht's nimmer".

Krieg und Konzentrationslager hat er überstanden. Danach galt sein lebenslanger Kampf dem menschenverachtenden Faschismus. Auch nach seiner Prostataoperation drei Jahre zuvor ist sein Kalender bald wieder gefüllt mit Terminen in Schulen und auf Symposien, wo er seine Aufgabe darin sieht, nachwachsende Generationen aufzuklären und ihre Sinne gegen Dummheit zu schärfen. Seine Kraftreserven schienen unerschöpflich zu sein. Er trank nicht, rauchte nicht und war auch nicht übergewichtig. Sein Energiespeicher war seine Arbeit. Krankheit kam für ihn nicht infrage.

Daher ließ er sich auch lange Zeit, bevor er im September 1995 endlich eingestand, an starken Verdauungsstörungen zu leiden. Wir überredeten ihn zu einem Arztbesuch. Der Arzt diagnostiziert einen akuten Darmverschluss und ertastet einige Knoten. Doch selbst mittels Computertomographie konnte kein Tumor aufgespürt werden. Bei den Knoten handelte es sich scheinbar um Vernarbungen als Folge der Prostataoperation. Der Arzt erklärte, dass der Darmverschluss Grund genug sei, sich einer Operation zu unterziehen, weil es jämmerlich wäre, daran zugrunde zu gehen. Ich suchte eine Klinik, in dem die Ärzte den Wunsch meines Vaters respektieren würden, mit keinerlei Intensivmedizin zu einer künstlichen Lebensverlängerung beizutragen.

Mitte Oktober wurde Vaters Bauch geöffnet. Die gesamte Bauchhöhle war mit diffus verstreuten Krebszellen und Metastasen übersät. Es wäre hoffnungslos, einzelne Verkapselungen zu öffnen und die Geschwüre zu entfernen. Die Ärzte mussten sich damit begnügen, einen künstlichen Ausgang in den verwucherten Darm zu legen und den Leib wieder zuzunähen.

Der Chirurg erzählte uns, dass es wohl nicht mehr lange gehen würde. Wir beschlossen, Vater alles zu sagen, wonach er fragt. Aber mein Vater fragte nicht.

Er begann Pläne zu schmieden. In ein paar Wochen sollte er auf einem zeitgeschichtlichen Symposium in Weimar das Hauptreferat halten, und er bat meine Schwester und mich, ihn dorthin zu begleiten. Am kommenden Wochenende wollte er nach Hause und meinen Geburtstag mit der Familie feiern.

Schließlich wollte er vom Arzt wissen, wann denn nun endlich der Darm operiert und der lästige Schlauch mit dem Säckchen entfernt würde. Da erklärte ihm der behutsame Mediziner, wie es um ihn stand.

Am Abend darauf vertiefte sich mein Eindruck, dass mein Vater sich nur vorstellen konnte, entweder lebendig und gesund oder eben tot zu sein. Entrüstet wirkend deponierte er mir und meiner Schwester, er hätte erwartet, dass wir ihm die Wahrheit sagten. Den Einwand, er habe nicht danach gefragt, ließ er nicht gelten. Dann wurde er kurz versöhnlich und deponierte nochmals seinen Wunsch, am kommenden Wochenende zu Hause meine Geburtstagsfeier miterleben zu wollen, wendete sich ab, drehte den kleinen Fernsehapparat im Krankenzimmer auf und widmete seine ganze Aufmerksamkeit der Nachrichtensendung.

Am nächsten Tag füllten sich Vaters Lungen mit Wasser, um 16 Uhr war die ganze Familie um ihn versammelt. Er war nicht mehr ansprechbar, aber auf einen Händedruck reagierte er noch schwach. Sein Gesicht fiel mit jeder Stunde mehr und mehr zusammen, die Haut wurde fahl. Beim Atmen gurgelte und blubberte es, als würde er schnorcheln. Die Schwester brachte eine Morphiumspritze, die ihn ruhiger werden ließ. Doch plötzlich durchbrach er die Ruhe mit einem tiefen Seufzen und Stöhnen, das abebbte und wieder kam und wieder abebbte und wieder kam. Neuerlich spritzte die Schwester etwas Morphium. Vater wurde sehr still, nur das Gurgeln blieb. Der geöffnete Mund war noch größer geworden, die Lippen ganz schmal. Nach Stunden stöhnte er plötzlich erneut auf – tief und dumpf. Danach schienen sich seine Muskeln zu entspannen, und er wurde ruhiger, als hätte er einen zähen Kampf beendet. Bis er schließlich ein weiteres Mal schwer um Atem rang und eine rotbraune Masse aus Blut und Stuhl aus seinem Mund quoll. Nur die Zunge bewegte sich noch, dann rann ein neuerlicher Blutschwall aus dem Mund und danach noch einer und noch einer, unterbrochen jeweils von unbeschreiblicher Stille.

Ich hielt die letzte Stunde Vaters Kopf und streichelte ihn, bis er regungslos liegenblieb.

Er hat sich wohl entschlossen zu gehen, aber sein unheimlich kräftiger Körper hat sich dagegen gewehrt.

Auch mir fällt es sehr schwer, mir vorzustellen, dass ich krank und schwach dahinsieche. Aber noch schwerer ist es zu realisieren, dass es möglicherweise bald ganz aus ist, das Leben.

Der Sterbende muss viele verschiedene Abschiede nehmen, schreibt Lawrence LeShan, und ich beginne zu spüren, dass es wirklich sehr viele sind. Wenn wir sterben, verlassen wir uns selbst, aber auch unsere unvollendeten Teile. Wir verlassen die Menschen, die wir lieben, mit all den ungelebten Möglichkeiten. Aber wir verlassen auch all das, was noch zu erledigen wäre. Wir verlassen die Natur, die Welt.

Es ist nicht das erste Mal, dass ich das Dasein als Agnostiker nicht als Vorteil empfinde. Ein Glaube an irgendeine Art von Unsterblichkeit oder des Weiterlebens nach dem Tod, und sei es in einer noch so transzendenten Art, wäre jetzt ganz hilfreich.

Letzte Eingriffe

Ich habe Angst. Ich mag nicht mehr, es reicht, ruft mein Körper mit weichen Knien, Singen in den Ohren und leichten Schwindelgefühlen. Sechs Wochen lang hat er täglich die Strahlendosis geschluckt und dennoch funktioniert, als wäre nichts geschehen.

Dann hat er Anfang Februar 2010 auch den ersten Brachytherapie-Eingriff ausgehalten, bei dem unter Ultraschallbeobachtung mit Hohlnadeln Iridium kurz an diversen Stellen der Prostata platziert wird, nochmals eine Strahlendosis, die weiteren zwölf Bestrahlungstagen entspricht, diesmal aber lokal begrenzt.

Als ich nach der Narkose aufwache, sehe ich, dass ich wieder im Zimmer bin, kleine Schläuche in der Nase sollen die Sauerstoffsättigung im Blut anheben, neben mir Überwachungsgeräte, ich hänge an zahlreichen Kabeln und Schläuchen.

Daniel kommt zur Tür herein, begrüßt mich sanft, setzt sich und hält meine Hand. Viel Ruhe und Liebe geht von ihm aus, kaum Theatralik, obwohl er gerade dabei ist, sich auf die Aufnahmsprüfungen an den bedeutendsten Schauspiel-Schulen des deutschen Sprachraumes vorzubereiten. Er bleibt lange, wir sprechen und schweigen. Später noch Besuche von meiner Schwester Lisa und meiner Frau.

Während Lisas Besuch kommt Prof. Knocke, setzt sich zu mir und erzählt zufrieden, dass er im Ultraschall den Tumor nun genau an der Stelle gesehen hat, wo ihn Ferdinand Frauscher in Innsbruck erstmals entdeckt hat – links oben in der Prostata. Er sieht meine fragenden Augen und erklärt: „Aber invers, also als Hohlraum, nur noch gefüllt von schleimigen Geweberesten“.

Der Tumor ist kaputt!

Ich denke, eigentlich wird abends medizinisch nichts mehr geschehen, und schlage vor, nach Hause zu gehen. Knocke argumentiert dagegen. Meine Schwester hat das Gespräch aufgeschrieben:

KNOCKE: Alles gut gegangen … und was haben Sie zur Erholung geplant?
KURT: Ich habe das Langlaufen abgesagt.
KNOCKE: Aha, ja Motorrad fahren, Laufen und Langlaufen ist jetzt nicht günstig.
KURT: Was spricht eigentlich dagegen, dass ich die Nacht zu Hause verbringe?
KNOCKE: Es könnte eine Blutung auftreten.
KURT: Da könnte ich ja hereinkommen.
KNOCKE: So eine Blutung ist schmerzhaft.
KURT: Ich kann ja in zwanzig Minuten da sein.
KNOCKE: Allein bis die Rettung kommt, dauert es schon eine Weile.
KURT: Ich habe ein Auto.
KNOCKE: Aber dann können Sie nicht fahren.
KURT: Meine Frau kann fahren.
KNOCKE: Die ist dann aufgeregt und es gibt einen Unfall.
KURT: Hier neben mir ist ein Bett frei, da legt sie sich dann dazu.
KNOCKE: lacht
KURT: Also was spricht gegen das Nach-Hause-Gehen, wenn ich in zwanzig Minuten da sein kann?
KNOCKE: So eine Blutung hinein kann die nächste Behandlung für drei Wochen unmöglich machen.
KURT: Können Sie hier schneller als zwanzig Minuten reagieren?
KNOCKE: Also, was – Sie brauchen dann schnell ein Medikament.
KURT: Können Sie hier wirklich schneller reagieren?
KNOCKE: Wir haben das Medikament auf der Station.

Ich bin kein einfacher Patient, aber ich blieb über die Nacht.

Nach dem Eingriff am nächsten Tag daheim wieder Blut, aber nur wenige Tropfen jeweils, immer wieder das Gefühl, als steckten im Damm, durch den Prof. Knocke seine Hohlnadeln wohl vielfach gestochen hat, Dutzende Nadeln. Und vor allem Erschöpfung, tiefe Müdigkeit, nicht in den Knochen und Muskeln wie nach körperlicher Herausforderung, nein, überall dazwischen.

Zwei Tage nach dem Eingriff gehe ich wieder normal arbeiten, es fühlt sich aber alles fragiler an. Ich agiere, als wäre nichts geschehen, bin aber betroffen, wenn mir Mitarbeiter begegnen, als wäre nichts geschehen und mir montagabends eine schöne Woche wünschen, als ich mich für den Rest der Woche verabschiede. Schöne Woche! Als wäre es eine Urlaubsreise! Ich bin unwirsch, unfreundlich, obwohl ich selbst Urheber dieser Normalität im Berufsalltag bin, die mir jetzt so absurd vorkommt. Anstatt an dem Treatment zu einem Film weiterzubasteln, den ich zwei Wochen später zu drehen beginnen will, gehe ich mit der Urheberin des unvollständigen Werkes auf ein Bier und erzähle ihr, warum ich so ungeduldig bin. Sie fällt aus allen Wolken, sie hatte wirklich geglaubt, dass ich auf Urlaub fahre. Das kurze Gespräch tut gut, das Bier auch.

Am nächsten Morgen, vor dem zweiten Eingriff, kämpfe ich mit den Tränen, als ich die Station Alpha 2 im Pavillon III wieder betrete und von allen freundlich begrüßt werde. Ich erinnere mich gut an Gabi, die Buchhändlerin, die ihre letzte Brachytherapie hatte, als ich das erste Mal hier war. Bei ihrer Ankunft in der Klinik weinte sie und sagte: Ich kann nicht mehr, ich mag nicht mehr, die Kraft ist zu Ende.

Dann fange ich mich wieder, setze mich mit dem Laptop an den Esstisch des Wohnzimmers der Abteilung und schreibe das Treatment über die von der modernen Reproduktionsmedizin immer greller aufgeworfenen ethischen Fragen, wann menschliches Leben beginnt, fertig und maile es ins Büro. Dazwischen

Blutabnahme, die Blutgerinnung ist immer noch schlecht, aber die OP-Freigabe wird wohl wieder am Nachmittag erteilt werden.

Nachmittags haben die engagierten Damen des Vereines der Freunde der Palliativstation, die täglich mit Ambition und Empathie die Sterbenden betreuen, aufrichten, versorgen, einen Heurigensänger engagiert. Die Sessel und Tische werden zurechtgerückt. Ich will helfen, werde aber freundlich und bestimmt an meinen Patientenstatus erinnert.

Ein halbes Dutzend Betten werden ins Wohnzimmer geschoben, ein Dutzend Rollstühle, manche tragen Mundschutz, weil ihr Immunsystem durch die Chemotherapie komplett am Boden ist. Tragische Gestalten, deren Augen allmählich bei den vertrauten Liedern zu leuchten beginnen. Da ist der Jurist, der plötzlich immer wieder gestürzt ist, bis der Hirntumor gefunden wurde. Da ist der Serbe, der wohl viele Jahrzehnte bei uns gearbeitet hat und nun in der harten Würde des Patriarchen offenbar in den letzten Zügen lebt. Da ist die noble, zurückhaltende Dame, deren Hirntumor jahrelang unentdeckt geblieben war. Da ist die Frau aus Thailand, die offenbar lange schon hier ist und wienerisch spricht, aber sonst jeden Kontakt vermeidet. Da ist die vom Krebs bereits ausgezehrte pensionierte Arbeiterin, die schon länger wieder zu Hause ist, deren Schmerzmittelpumpe aber wieder neu eingestellt werden muss. Da ist der Facharbeiter, dessen Geschwür am Hals sich nach einigen vergeblichen Behandlungen in niederösterreichischen Krankenhäusern als Mandelkrebs herausgestellt hat und der heute erfahren hat, dass er wegen seiner Nervenschäden keine Chemotherapie mehr bekommen kann – und dass es nichts mehr gibt, was die Medizin ihm anbieten kann. Da ist der pensionierte Ministerialrat, der jeden Nachmittag, wenn seine Frau kommt, aufsteht, sich einen Anzug und Straßenschuhe anzieht und am gut 60 Meter langen Gang mit seiner Frau eingehängt spazieren geht, als wäre es eine Strandpromenade.

Am Ende klatschen alle, die Bettlägerigen wie die Sitzenden, mit freudigem Elan im Takt mit, und einige singen sogar die Lieder ihrer jungen Jahre.

Es sind rührende Momente, aber nur, solange ich wieder den Status des Beobachters empfinde. Ich will immer noch weg von der Rolle als Patient, wenn es nur irgendwie ginge.

Ich habe mir ausgehandelt, nach der OP-Freigabe durch die Anästhesistin das Spital über Nacht zu verlassen. Davor treffe ich noch Prof. Knocke. Ich will ihm gerne Optimistisches entlocken, aber er erkundigt sich nach meinen Blutungen während der letzten Tage und sagt wie stets – man werde sehen, er hoffe, es wird keine der Komplikationen geben, er werde sein Bestes geben. Eigentlich schätze ich diese Haltung ungemein, aber heute hätte ich lieber den Allmachts-Optimismus seiner Kollegen verspürt.

Nach einer kurzen Nacht – eng an meine Frau gekuschelt – bringt sie mich um fünf Uhr früh in die Klinik.

Ich bekomme wieder den Einlauf, dusche, nachdem er seine Wirkung getan hat, nehme diesmal die „Wurschtigkeitstablette" sofort, damit sie schon wirkt, wenn der Katheter durch den Penis bis in die Harnblase geschoben wird. Dann ziehe ich mir selbst die engen Strümpfe zur Thrombosevorbeugung an, witzle mit dem netten Pfleger, dass ich nun bald ein selbstwartender Patient bin, der sich auch den Einlauf selbst machen wird, und lege mich in unangenehmer Erwartung ins Bett. Eine Ärztin kommt, bedauert, dass sie mir jetzt wehtun muss. Ich atme tief und heftig und veratme so den meisten Schmerz, als das Plastikrohr durch meine entzündete Harnröhre geschoben wird. Die Ärztin ist offenbar fast so erleichtert wie ich.

Kurz darauf werde ich mit dem Bett zum OP gefahren, lege fast schon routiniert die Beine auf die Stützen, werde auch an den Armen festgebunden, an diverse Kabel und Schläuche angehängt und darf mit der Narkose wegtauchen.

Als ich aufwache, ist Daniel schon da. Ich habe ein tolles Gefühl, bin erleichtert, ich spüre, es ist erledigt, und gut erledigt. Ein

Blick auf den Monitor zeigt nahezu perfekte Daten zu Blutdruck, Puls, Sauerstoffsättigung des Blutes. Wir plaudern ein wenig, ich bin noch ziemlich weggetreten. Lisa und Brigitte besuchen mich. Schwager Manfred ruft an, ich lalle ein paar Höflichkeiten.

Prof. Knocke schaut vorbei, lümmelt sich wie ein guter Freund an den Bettrand, lächelt entspannt und sagt kurz: „Es gibt Eingriffe, die gehen gut, es gibt welche, die gehen sehr gut, aber heute hat es ausgezeichnet geklappt". Was für ein Gefühl.

Ich lasse mir ein Schmerzmittel geben, weil die Gegend um den Damm sich doch wieder nach darin steckenden Nadeln anfühlt, entscheide mich dann auch noch erstmals im Leben für ein Schlafmittel – es wird Halcion – und durchlebe praktisch schmerzfrei einen Nachmittag und eine Nacht.

Am Morgen um fünf merke ich auf dem unvermittelt torkelnden Gang zum WC, was so ein Benzodiazepin auch noch nach sechs Stunden anrichtet, und denke an Ärzte wie Jochen Schuler von der Salzburger Uni-Klinik, die vor der Anwendung dieser Mittel bei älteren Leuten als Hauptursache für Stürze warnen. Ich stelle mit einem tiefen Glücksgefühl fest, dass ich nicht blute. Zwei Stück Schwarzbrot mit Butter und Erdbeermarmelade schmecken unglaublich gut, vom mickrigen Filterkaffee hole ich mir noch zwei Tassen nach.

Der Arztbrief ist noch nicht fertig, aber alle haben Verständnis, dass ich nicht auf ihn warte. Ich verabschiede mich von Schwestern, Pflegern und Ärzten und verlasse die Klinik nun für lange Zeit – vielleicht sogar für viele Jahre? Ein unglaubliches Gefühl.

Beim Weg vom Taxi in die Wohnung merke ich schon noch, dass ich schwach bin – aber das Glücksgefühl trägt mich. Zu Hause trinke ich eine halbe Flasche Wein, lege mich vor den Fernseher – zu Mittag! Ich schlafe prompt für zwei Stunden ein. Dann schreibe ich meinen Freunden eine Einladung zum Brunch mit Begründung: „Neun Wochen hat das gezielte Zerstörungswerk an Teilen meines Körpers gedauert. Gestern war der letzte geplante Eingriff. Anschließend hat mein geschätzter Arzt erstmals zufrieden gelächelt und gesagt, es gibt Sachen, die laufen gut, und solche, die gehen super, jetzt wäre Zweiteres der Fall.

Alle wesentlichen Körperteile fühlen sich intakt an. Dass ich Kraft hatte, das so prima durchzustehen, hat auch mit Euch zu tun".

Weiter leben

Es wird ein schöner freudiger Brunch Mitte Februar 2010. Fast alle sind gekommen, wir freuen uns gemeinsam, ich fühle mich prächtig.

In den nächsten Tagen erlebe ich, wie sehr mich der Wille, aufrecht durch die Behandlung zu gehen, getragen hat. Jetzt empfinde ich tiefe Erschöpfung, Gefühle, die ich bisher gar nicht kannte. Die Beine fühlen sich an, als könnten sie mich nicht mehr tragen.

Dazu ärgert mich der Darm mit großen Hämorrhoiden, Durchfällen und einem offenbar beleidigten Schließmuskel.

Ich schleppe mich durch die Tage, liege zu Hause praktisch immer auf der Couch, ja, so wird es wohl kommen, ein Vorgeschmack.

„Nur bitte nicht im ersten Jahr", hatte Dr. Knocke mehrfach gesagt, als unser Gespräch auf das Wiederauftauchen des Tumors nach der Bestrahlung kam. Nach einem Jahr sind alle Optionen vorhanden: eine Operation, falls der Tumor sich wieder in der Prostata regt, wenig später auch eine erneute Bestrahlung. Doch im ersten Jahr bliebe nur eine Hormontherapie. Die würde kurzzeitig das Tumorwachstum stoppen, gleichzeitig aber auch meine Männlichkeit und – wie viele berichten – auch meine Antriebskraft insgesamt.

Ich bin entschlossen, die Hormontherapie jedenfalls abzulehnen. Bleibt also das bange Warten auf die ersten Befunde Ende April.

Ich bin überrascht und auch ein wenig verunsichert, wie schwach ich nun bin. Fünf Kilo zusätzlich, deutlich sichtbar am Bauch angesetzt durch die verordnete Sportabstinenz. Noch bis Anfang April hat Dr. Knocke gemeint, wäre das Risiko für Infektionen oder Gewebseinrisse durch Sport zu groß, danach könne ich mich wieder bewegen, wie ich will.

Doch das allein ist es nicht, was mich schwächt. Ich habe das Vertrauen in meinen Körper verloren. Immer wieder tauchen Vorstellungen von einem baldigen Ende auf, immer wieder bremst die Mattigkeit meine sportlichen Aktivitäten. Und jeden Abend werden meine dunklen Gedanken mit stattlichen Mengen Weißwein ertränkt.

In der Osterwoche dann endlich ein Segelurlaub. Ein Oneway-Törn in der Türkei, wunderbare Landschaft, praktisch als einzige Yacht in der Region, nette Freunde, schöne intensive Augenblicke. Ich tanke Kraft.

Dann, am letzten Morgen, ein kräftiger Husten und schlagartig heftige Schmerzen am linken Rippenbogen, die mir den Atem nehmen.

Eine Mitseglerin ist Ärztin, sie versorgt mich reichlich mit Schmerzmitteln, aber Husten oder gar Niesen bleibt extrem schmerzhaft.

Ein elender Rückflug, dann telefonische Beratungen mit Hausarzt Reinhard und Dr. Knocke. Wie schon Freundin Christine unterwegs tippen sie auf eine Neuralgie, aber es steht auch der Verdacht einer Lungenembolie oder einer Atelektase im Raum – Letzteres bezeichnet einen kollabierten Lungenabschnitt, hervorgerufen zum Beispiel durch eine Krebs-Metastase.

Ich liege nachts auf dem Rücken, fürchte mich vor einem Huster, seitlich Drehen ist undenkbar, Schlafen entsprechend bruchstückhaft.

Ja, das wird jetzt ernst, bin ich mir relativ sicher. Ich ziehe Bilanz, ärgere mich, dass die Firma zwar gut dasteht, aber immer noch nicht komplett schuldenfrei ist. Ich überlege, wem ich die Agenden wie übergeben kann und scheitere auch bei diesen Gedanken.

Die Computertomographie wenige Tage darauf ergibt: keine Embolie, keine Metastase, dafür ein Lungenemphysem und zwei Leberadenome, höchstwahrscheinlich aber harmlos.

So habe ich zwar zwei Krankheiten mehr, bin aber entspannt und selig. Es war wohl eine Neuralgie.

Die Schmerzen klingen ab, Ruhe und Zuversicht nehmen wieder zu.

Nach einigen Tagen eine E-Mail von Gabi, auch sie erlebt die enorme Sensibilität, mit der die verängstigte Seele jeden Kommentar eines Mediziners einordnet, jede Regung sofort interpretiert und auf sich bezieht, vor allem aber die mangelnde Regung.

Sie hat letzte Woche Blut geschwitzt, schreibt sie. „Kennst Du die Frau Oberarzt? Sie ist zwar gründlich und erfahren, aber im Umgang mit ihren Patienten ahnungslos. Jedenfalls hat sie etwas ertastet, was sie veranlasst hat, mich sofort zur Biopsie in die Gynäkologische Ambulanz zu schicken. Alles, was ich von ihr erfahren habe, ist das, was sie in ihr Diktiergerät gesprochen hat. Auf der Gyn war eine junge Ärztin, die dann den Primar zugezogen hat, der wiederum laut meiner neuen Frauenärztin eine Kapazität sein dürfte. Er hat gemeint, seiner Meinung nach sei das eine Nekrose, aber sicherheitshalber ... Ich hab' so viel weinen müssen, dass mich die Jungärztin gnädigerweise am Freitag angerufen und Entwarnung gegeben hat. So einen Stress halte ich nicht alle drei Monate aus, und zur Frau Oberarzt geh' ich nicht mehr".

Neue Befunde, alte Befunde

Am 21. April 2010 ist ein Tag der Entscheidung, am 22. der zweite. Zuerst geht es nach Innsbruck und tags darauf wird bei der Koloskopie in Wien der Zustand meines Darmes betrachtet.

Ich darf nicht erwarten, dass der PSA schon niedrig ist, hatten mich alle Ärzte gewarnt. Die Entzündungen können ihn noch hoch halten, ohne dass dies ein Zeichen für die Erfolglosigkeit der Behandlung wäre.

Ich fliege nach Innsbruck, verbringe eine recht entspannte Frühstückszeit im Café Central, das ich noch aus meiner wilden „teleobjektiv"-Zeit gut in Erinnerung habe. Dann spaziere ich zur Klinik, gar nicht optimistisch, aber recht gelassen. Die Urologische Ambulanz ist übervoll, Charlotte öffnet bald nach meinem obligaten Klopfen an die Tür und kommt, um mir Blut abzunehmen. Es ist ein vertrautes Treffen, ich fühle eine Art Geborgenheit, obwohl mein letzter Besuch hier Ende November des Vorjahres die fatale Diagnose zum Ergebnis hatte. Wir wechseln ein paar Worte über die vergangenen fünf Monate, dann bestellt sie mich für 13.30 Uhr wieder her.

Ich gehe wie gewohnt in die Cafeteria und nütze die Zeit mit Textarbeiten für zwei Filme.

Ich bin schon um 13 Uhr in der Ambulanz, werde bald eingelassen, setze mich auf die Liege. Der ist super, sagt Charlotte auf die Frage nach dem PSA. 2,7, ein Wert für einen gesunden 45-Jährigen. Ein unglaublich intensiver Ruck geht durch mich.

Dann kommt Prof. Frauscher und wir sprechen wie bereits gewohnt über die Unzulänglichkeiten des Prostata-Screenings, während er wie üblich extrem einfühlsam mit seinen Ultraschallköpfen in meinem Enddarm für Bilder der Prostata sorgt. Das ist wunderbar, sagt er, bei den Patienten von Prof. Knocke habe er schon zweimal gefragt, wann denn die Strahlentherapie beginnt, obwohl sie bereits abgeschlossen war – so unversehrt ist das Gewebe der Prostata. Und alle Anhäufungen von Blutgefäßen und damit der Hinweis auf Tumoren, die er im November gesehen hat, sind weg.

Einen so niedrigen PSA kurz nach einer Strahlentherapie habe er erst einmal erlebt, sagt er, und das sei ein Patient gewesen, der aus seiner Sicht keinen ernsthaften Tumor gehabt habe, der sei übertherapiert worden.

Eigentlich würde es reichen, erst in einem halben Jahr wiederzukommen, sagt Frauscher sichtlich beschwingt.

Ich bedanke mich, schwebe davon, die Tränen kullern über meine Wangen, als ich die Klinik verlasse.

Am nächsten Morgen in der Gastroenterologischen Ambulanz der Wiener Rudolfsstiftung: Dr. Browstone spricht ein paar ruhige Nettigkeiten, als sie das Sedativum in meine Venen spritzt, ich tauche wieder in ein wohliges Nichts. Davor gab es noch kurz Irritation, weil sie wegen der erst drei Monate zurückliegenden Strahlentherapie Sorge hatte, der Darm könne der Beanspruchung durch ihr Plastikrohr nicht standhalten.

Als ich aufwache, ist die routinierte und warmherzige Gastroenterologin gleich wieder da, lächelt und sagt: Alles gut und klar, nicht einmal eine Entzündung mehr feststellbar.

Den ersten Krebs bin ich wohl los, und die Weihrauchtabletten oder sonst etwas haben offenbar auch die chronische Entzündung des Darmes gestoppt.

Ich fühle mich wieder ruhiger, aber wellenartig kommen Erschöpfungsgefühle und dazu ziehende und wie elektrische Schläge ansatzlos heftig werdende Schmerzen in der Leiste, vor allem wenn ich etwas hebe, und eine brennende Harnröhre. Manchmal sind die Schmerzen so heftig, dass ich nicht mehr gehen kann. Ich spreche kaum darüber, bin aber missmutig und unduldsam – und reagiere manchmal kindlich überempfindlich, etwa wenn beim

Tennisspiel der Ball in die Nähe meiner empfindlichsten Stellen geschlagen wird.

Das nächste Gespräch mit Dr. Knocke hat ein wenig Verspätung, weil die Befunde aus Innsbruck auf sich warten lassen. Er ist wie immer sachlich und warnt vor zu großem Optimismus. Wenn der PSA-Wert zu rasch sinkt, sei das kein Grund zur Freude, dämpft er meine Einschätzungen. Das würde eher darauf hindeuten, dass die Krebszellen besonders aggressiv seien, was das Risiko eines Rezidivs, eines erneuten Auftretens der Erkrankung, erhöht. Wenn nun in den nächsten sechs bis neun Monaten der Wert allmählich weiter bis zu einem Wert von eins sinkt, sei das weit günstiger für mich.

Medizin und andere Schulen

Es sieht gut aus, auch wenn Prof. Knocke für so optimistische Aussagen immer noch zu vorsichtig ist. Ich habe es zunächst einmal überstanden.

Habe ich es überstanden?

Bei meinen filmischen Begleitungen von Krebspatienten habe ich oft gesehen, wie schnell aus einer zunächst erfolgreichen Krebs-Behandlung mit konventionellen Methoden das nächste Drama entsteht.

Messer, Strahlen und Chemie können den akuten Tumor zum Schmelzen bringen, aber heilen können sie nur selten.

Immerhin, beruhige ich mich: Nur etwa 20 Prozent der Männer mit Prostatakrebs sterben auch an diesem Tumor, beim Brustkrebs der Frauen ist die Gesamt-Prognose ähnlich günstig.

Ich weiß aber auch: Die günstigen Prognosen entstehen vor allem dadurch, dass durch die Früherkennungsmaßnahmen viele Krebserkrankungen in sehr frühem Stadium entdeckt werden. Oftmals in Stadien und Formen, die sich höchstwahrscheinlich niemals als Krankheit bemerkbar gemacht hätten. Noch knapp vor dem Ende der DDR hatten Ärzte in einem kleinen Städtchen alle männlichen Leichen obduziert. Bei 80 Prozent fanden sie ein Prostatakarzinom, die Männer waren aber an ganz anderen Erkrankungen verstorben.

Andererseits weiß ich auch: Die Zellen meines Tumors waren schon so entartet, dass die Prognose nicht günstig ist.

Nun hat mir die Hardcore-Medizin geholfen, aber konnte sie mich wirklich heilen? Kann ich sicher sein, dass nicht schon einzelne Zellen ausgewandert sind, die sich später als Metastasen bemerkbar machen?

Wer oder was kann mir weiterhelfen?

Der Traditionellen Chinesischen Medizin habe ich mich einige Jahre anvertraut, als ich einen Film über ihre Geschichte gemacht und dann gestärkt mit den neuen Eindrücken und Erkenntnissen auf TCM-Medizin gesetzt habe, um meine Darmentzündungen zu besänftigen, die schon einmal zu einem Frühstadium von Krebs gewuchert waren.

Im Gegensatz zur traditionellen Naturheilkunde aus Europa oder auch zum indischen Ayurveda setzt TCM nicht auf das Konzept der „inneren Reinigung" – eine Vorstellung von „Schmutz" oder „Schlacke", die mich nie überzeugt hat –, sondern auf eine herzustellende Balance der Energieflüsse.

Die Lehren von den fünf Elementen, von Yin und Yang und von der Balance der Energieflüsse im Körper dürfen aus unserer westlichen Sicht wohl nicht ganz wörtlich genommen werden, aber sie signalisieren eine ganzheitliche Betrachtungsweise des Menschen und der Bedingungen für Gesundheit.

Akupunktur ist vor allem zur Schmerzbehandlung nachweislich effektiv, bei Entzündungen kann sie wohl auch helfen. Die Kräutermedizin ist gewöhnungsbedürftig und nach unseren wissenschaftlichen Standards wenig untersucht.

Aber was helfen mir wissenschaftliche Standards, wenn deren Vertreter angesichts einer chronischen Entzündung nur mit den Schultern zucken? Dauernde Entzündungen führen mit hoher Wahrscheinlichkeit zu Krebs.

Als Entzündungshemmer habe ich das aus der indischen Ayurveda-Medizin stammende Weihrauch-Präparat genommen, eines der wenigen alternativmedizinischen Präparate, die sich auch in schulmedizinischen Vergleichsstudien als wirksam erwiesen haben.

Die Entzündung des Darmes klang tatsächlich ab. Aber gleichzeitig haben sich zunächst ein Melanom und dann der Prostatakrebs gebildet.

Es scheint, dass die Maßnahmen das Problem zwar erreicht, es jedoch lediglich verschoben haben.

Ich habe gelernt, dass bei Krebs jene Mediziner, die ganzheitliche Ansätze verfolgen, die also moderne Schulmedizin, Psychologie und alternative Methoden auf eine intelligente Art verknüpfen, offenbar überdurchschnittlich erfolgreich sind.

Wolfgang Wöppel, Krebsmediziner im deutschen Bad Mergentheim, hat mir recht vernünftig erklärt, wie er je nach Typ, Krankheitsgeschehen und Neigung der Patienten für jeden einen eigenen Mix aus Chemie, Psychologie und allerlei Nebenwerk zusammenstellt. Ich habe ihn erstmals 1997 besucht, weil an seiner Klinik auffällig viele Patienten, die von seinen Mediziner-Kollegen schon aufgegeben worden waren, wieder gesund wurden.

Wöppel war kein Esoteriker, schulmedizinische Verfahren kannte er genau und sie waren ihm wichtig, aber er machte kein Hehl daraus, dass er um ihre Begrenztheit wusste. Er kannte auch die Schwächen der vielen alternativmedizinischen Methoden und kritisierte, dass es für den Nachweis ihrer Wirksamkeit so wenig seriöse Studien gab. Und er distanzierte sich von den Heilslehren, die vorgaben, mit Nahrungskarenz oder Vitaminen oder anderem Unsinn Schwerkranke gesund zu machen. Kein einziges Verfahren allein, so sein Leitsatz, kann den Krebs besiegen. Aber klug gebündelte Maßnahmen aus verschiedenen Ansätzen können den Organismus darin unterstützen, die Krankheit zu stoppen oder sogar zurückzudrängen.

Wöppel hielt Erfahrungswissen über den Einfluss persönlicher Eigenschaften, Neigungen der Patienten, ihre Vorgeschichte für wichtig, um den individuellen Therapiemix zusammenzustellen.

Ich habe auch über Scharlatane und Geschäftemacher recherchiert, die Hoffnungslosen gegen Bares Hoffnung verkauften. Einige Chirurgen etwa versprachen Patienten in hoffnungsloser Lage die Rettung durch eine Operation, selbstverständlich als Privatpatient. Und ebenso selbstverständlich verstarben die Patienten bald darauf. Eine widerliche Ausnützung von Notlagen, die mich zu beharrlichen Recherchen motivierte. Aber es dauerte Monate, bis dieser Arzt endlich abgelöst wurde.

Im Buch „Bittere Naturmedizin“, dem wenig bekannten Nachfolger der „Bitteren Pillen“ über die Schattenseiten der Alternativmedizin, haben Experten für uns analysiert, was von den Dutzenden Verfahren von Enzymtherapie über Vitamintherapie bis zur Zelltherapie zu halten ist: Fast nichts, weil praktisch überall seriöse Vergleichsstudien fehlen, die Nutzen und Risiken sichtbar und vergleichbar machen könnten.

Aber ich habe von diesen Experten auch gelernt, dass es zwei Abwägensprozesse gibt: Um ein Therapieverfahren allgemein empfehlen zu können oder durch die Allgemeinheit finanzieren zu lassen, braucht es seriöse Belege zur Wirksamkeit, also zu einem vernünftigen Verhältnis von Nutzen und Risiko. Die evidenzbasierte Medizin, die sämtliches weltweit verfügbare Wissen zusammenstellt und nach statistischen Methoden herausfiltert, was an gesichertem Wissen vorhanden ist, bildet dafür oft ein taugliches Werkzeug.

Um aber ein Therapieverfahren – selbst eines, das generell wegen fehlender Wirksamkeitsnachweise nicht allgemein empfehlenswert ist – bei einem konkreten Patienten einzusetzen, braucht es einen kundigen und sensiblen Therapeuten, der all dies weiß, aber auch mögliche Vorteile für das einzelne Individuum abschätzen kann – und einen guten Dialog mit dem Patienten. Letztlich bleibt jede statistische Abwägung für den Einzelnen nur ein grober Orientierungsrahmen. Auch die unumstritten als hochwirksam geltenden Therapien wirken nie bei allen, sie bringen nur der Mehrheit gesichert mehr Nutzen als negative Begleiterscheinungen. Ein Verfahren, das 60 Prozent der Behandelten Vorteile bringt, gilt in der Regel als hochwirksam. Aber das nützt jenen, die das Pech haben, zu den übrigen 40 Prozent zu gehören, nichts – die haben bloß die Last der Nebenwirkungen zu tragen. Umgekehrt kann auch ein Verfahren, das als nicht empfehlenswert gilt, weil es nur bei 20 Prozent mehr Nutzen als Komplikationen bringt, für genau diese 20 Prozent sehr hilfreich sein.

Der Ganzheitsmediziner braucht neben Wissen auch Intuition und Selbstvertrauen, das er weitergeben kann.

Die auf medizinischer Evidenz basierenden Leitlinien zur Behandlung dürfen ebenfalls nicht als unmittelbare Handlungsanweisung missverstanden werden. Denn sie sagen in der Regel nur aus, dass bei einer isoliert auftretenden Krankheit ein Therapieverfahren bei der Mehrheit mehr nützt als schadet.

Doch gerade ältere Menschen leiden oft nicht an einer, sondern an mehreren Erkrankungen. In jedem Fall den Leitlinien zu folgen, kann schwerwiegende negative Folgen haben: Ein Team unter dem Internisten Jochen Schuler hat an der Salzburger Uni-Klinik ein Jahr lang untersucht, welche Medikamente die älteren Menschen, die in der Internen Abteilung der Salzburger Klinik landen, so schlucken. Knapp 550 Patientengeschichten wurden analysiert. Das Medizinerteam fand durchschnittlich acht Arzneimittel pro Patient, einige Patientinnen erhielten 20, ja bis zu 25 Arzneimittel – jeden Tag. „Eine Mischung von verschiedenen Therapien, von verschiedenen Ärzten, die oft voneinander gar nichts wissen", analysierte Jochen Schuler die Ergebnisse. „Wir haben erschreckende Listen gefunden und es ist im Einzelfall kaum nachzurecherchieren, wie es dazu gekommen ist".

Das Resümee der Salzburger Studie über die Medikation bei Menschen im Alter von über 75 Jahren ist alarmierend: In zehn Prozent der Neuaufnahmen in der Internen Abteilung der Salzburger Klinik waren falsch verordnete oder falsch dosierte Arzneien die eigentliche Ursache für den Spitalsaufenthalt, in weiteren zehn Prozent konstatierten die Wissenschaftler zusätzlich schwerwiegende Nebenwirkungen.

Es bleibt also eine Notwendigkeit für den vernünftigen Therapeuten, in jedem Fall genau abzuwägen, ob eine Therapie, die sich statistisch als sinnvoll erwiesen hat, tatsächlich zweckmäßig ist.

Ich kenne viele Ärzte, die zu solchen klugen Entscheidungen fähig sind. Aber all das Wissen hat mich nicht beschützt, auch den erfahrenen und in der Krebstherapie auffallend oft erfolgreichen Dr. Wöppel nicht. Er hat mir noch bei meiner ersten Krebsdiagnose mit Ratschlägen geholfen, ist inzwischen aber selbst an Krebs gestorben.

Auch der zweite führende Forscher im deutschsprachigen Raum auf dem Gebiet der Spontanheilungen, Walter Gallmeier, ist einem Tumor zum Opfer gefallen. „Wer nicht an Wunder glaubt, ist kein Realist“, war einer der Leitsprüche des Leiters der onkologischen Klinik am Klinikum Nürnberg.

Krebs ist eine komplizierte Entgleisung des Lebens, mit einfachen Rezepten weder zu verstehen noch zu heilen.

Hilfreiche Ansätze

Aber ich habe zumindest Anhaltspunkte, welche Schritte das Immunsystem stärken und den Krebs damit zurückdrängen können.

Über die Verbesserung der Heilungschancen durch Ausdauer-Bewegung etwa gibt es inzwischen immerhin einige wenige methodisch fundierte Untersuchungen. Im Kurhaus in Bad Oeynhausen etwa wurden 49 Patientinnen gefragt, ob sie an einer Studie über die Auswirkung von Bewegung auf das Krebsrisiko teilnehmen wollten. Alle sagten sofort zu. Alle waren nach der Diagnose „Brustkrebs" an der Brust operiert worden, mehr als die Hälfte hatte zusätzlich Strahlentherapie, ein Drittel Chemotherapie über sich ergehen lassen.

24 Frauen bildeten die Trainingsgruppe, die 25 anderen wurden als Kontrollgruppe behandelt, wie dies üblich war: konventionelle Therapie und Schonung.

Für die meisten Frauen war es höchst ungewohnt, sich auf das Fahrrad-Ergometer zu setzen. Behutsam, mit genauer Kontrolle von Blutdruck und Herzfrequenz, begannen die Sportwissenschaftler mit dem Aufbautraining. Parallel dazu wurden Schmerzen und Wohlbefinden in beiden Gruppen genau aufgezeichnet.

Bereits nach einigen Tagen war das tägliche Training, bei dem die Frauen miteinander plaudern und lachen konnten, Fixpunkt im Tagesablauf. Sie sollten sich keinesfalls quälen oder überanstrengen, durchschnittlich stieg ihr Puls während des Trainings gerade auf 124 Schläge pro Minute.

Schon nach Ende der sechswöchigen Kur waren die Ergebnisse markant, ein halbes Jahr später sollten sie sich noch einmal bestätigen: Die Frauen der Trainingsgruppe hatten deutlich weniger Schmerzen und fühlten sich insgesamt deutlich wohler als die der Kontrollgruppe. Ihre natürlichen Killerzellen, die wichtigsten Abwehrzellen des Immunsystems gegen Metastasen, waren zu Beginn der Studie deutlich weniger aktiv als bei gesunden Menschen – statt 25 bis 35 Prozent reagierten in der Studie – wie in der Kontrollgruppe – gerade einmal 18 Prozent der Immun-Polizisten aktiv auf Tumorzellen.

Doch bereits nach sechs Wochen war in der Trainingsgruppe ein deutliches Ansteigen der Aktivität zu bemerken. Und nach sechs Monaten erreichten die 24 Frauen, die auch zu Hause dreimal pro Woche zumindest eine halbe Stunde auf dem Zimmerfahrrad radelten, mit 28 Prozent aktiven Killerzellen die Werte von gesunden Menschen. Immunsystem, Befinden und Stressresistenz wurden deutlich verbessert. Obendrein hatten die aktiven Frauen im Gegensatz zur Vergleichsgruppe auch keine Probleme, ihr Gewicht zu halten.

Auch wenn der Beleg im Detail für andere Krebsarten noch erbracht werden muss: Die positive Wirkung von Bewegung auf die Stimmungslage und auf das Immunsystem ist grundsätzlich kaum in Zweifel zu ziehen.

Auch eine ausgewogene Ernährung ist wohl hilfreich. Seriöse Belege, ob eine der vielen Denkschulen, wie Krebs durch Essen bekämpft werden kann, auch Fakten an ihrer Seite hat, fehlen allerdings.

TCM-Mediziner, Ayurveda-Ärzte und Naturheilkundler aus unseren Breiten empfehlen jeweils die Vermeidung und Forcierung unterschiedlicher Speisen. Die auf Einzelsubstanzen fixierte naturwissenschaftlich orientierte Ernährungswissenschaft hat in den letzten Jahrzehnten sekundäre Pflanzeninhaltsstoffe wie die Flavonoide entdeckt, die der Krebsentstehung entgegenwirken sollen: Einige Zeit galt Brokkoli als Krebskiller schlechthin, unlängst haben ihm Tomaten den Rang abgelaufen, und es werden weitere Entdeckungen folgen.

Zudem gibt es noch eine Reihe von Ansätzen und Glaubenslehren, wie das Immunsystem angekurbelt und damit fähiger gemacht werden kann, gegen die Krebszellen vorzugehen. Wenn man mit Überzeugung einer dieser Denkschulen oder Glaubenslehren folgt, mag das für Einzelne durchaus vorteilhaft sein.

Aus der Fülle dieser Therapien erscheinen mir nach vielen Gesprächen mit Ärzten zwei bemerkenswert: Die Hyperthermie, also eine Art künstlich herbeigeführtes Fieber, und der Mistelextrakt.

In den 1990er-Jahren haben Epidemiologen herausgefunden, dass Menschen, die immer wieder auch auf banale Infekte wie Schnupfen mit Fieber reagieren, im Vergleich mit jenen, die kaum fiebern, ein deutlich verringertes Krebsrisiko haben. Der New Yorker Arzt William Coley hat schon am Ende des 19. Jahrhunderts mit von injizierten Bakterien verursachtem Fieber Krebspatienten erfolgreich behandelt. Das Konzept ist einfach: Krebszellen machen auf noch unbekannte Art Teile des Immunsystems passiver. Eine künstliche Infektion aktiviert mit der Fieberreaktion das Immunsystem und das könne demnach in der Folge auch stärker gegen die Tumorzellen vorgehen. Doch Coleys Ansätze sind mit dem Siegeszug von Chemotherapie und Operationen praktisch in Vergessenheit geraten.

Klaus Kölmel, Chef der Universitäts-Hautklinik in Göttingen, hat noch um die Wende zum 21. Jahrhundert versucht, Forschungsmittel für die Überprüfung dieses Ansatzes zu bekommen. 2004 schrieb ich darüber mit meinem Kollegen Bert Ehgartner im Buch „Das Medizinkartell". Kölmels besonderes Interesse galt der Therapie von metastasierten Melanomen. Seine Beschäftigung mit Coley entstand eher aus der Verzweiflung im Umgang mit der herkömmlichen Therapie. „Wenn Sie ständig mit Melanompatienten zu tun haben, dann sucht man immer Hilfe", sagte Kölmel. „Dann sucht man auch außerhalb des Normalen, weil die normale Therapie wenig wirkt."

Kölmel konnte mit Mühe und Not die erforderlichen Gelder für ein Miniprojekt zusammenkratzen. Er behandelte 15 Patienten im fortgeschrittenen Metastasenstadium mit den „Coley-Toxine" genannten Bakterien. Die Studienteilnehmer betrachteten das

Experiment als eine Art letzte Chance. Nicht alle sprachen auf die toxinhaltige Bakterienkultur an. Die besten Ergebnisse beobachtete Kölmel bei jenen Patienten, die auf die Bakterienkuren mit hohem Fieber reagierten. Manche entwickelten trotz vieler Injektionen keinerlei Fieberreaktion, andere sprachen teilweise auf die Behandlung an, erlitten später aber wieder Rückfälle. Immerhin drei Personen erlebten aber eine vollständige Heilung ihres Krebsleidens, um ein Vielfaches mehr, als statistisch zu erwarten gewesen wäre. „Zwar kommen Spontanremissionen beim malignen Melanom gelegentlich vor", kommentierte Ulrich Abel, Medizinmathematiker am Heidelberger Krebsforschungszentrum, diese Ergebnisse, „doch handelt es sich zumindest im metastasierten Stadium um ein zu seltenes Ereignis, als dass hierdurch der Befund der Studie plausibel erklärt werden könnte."

Kölmel sammelte weiter unermüdlich Beweise und Belege für den Zusammenhang zwischen Fieber und Krebs. Er befragte zusammen mit seinem Forscherteam insgesamt 239 Melanompatienten und 271 Kontrollpersonen nach den Infektionskrankheiten, die sie in den letzten Jahren und in ihrer Kindheit durchgemacht hatten. Krebspatienten berichteten wesentlich seltener über Infekte. Erwachsene, die in einem Zeitraum von fünf Jahren mehr als zwei fieberhafte Infekte durchgemacht hatten, hatten im Vergleich mit Patienten ohne fieberhafte Infekte ein um das Neunfache verringertes Krebsrisiko.

Erst 1999 wurde die Göttinger Studie auf europäischer Ebene in größerem Maßstab noch einmal wiederholt. Abermals zeigten die Daten einen Zusammenhang zwischen der Abnahme des Krebsrisikos und der Häufigkeit der Infekte. Kölmel forschte auch über Spontanremissionen, unerklärliche Heilungsverläufe bei Krebs, die für Ärzte und Angehörige völlig überraschend kamen. Bei einem Drittel der Fälle fand er eine fieberhafte Infektion als Auslöser zum Beginn der plötzlichen Genesung.

Immer wieder hat Kölmel Vorstöße für neue Forschungsmittel unternommen, aber die Chancen auf eine Umsetzung seiner

„Lebensarbeit" stehen nicht gut. Die dominierenden Medizin-Lobbys haben kein Interesse daran.

Ähnlich steht es um die Misteltherapie. Das aus der anthroposophischen Medizin stammende Präparat soll das Immunsystem durch seinen spezifischen Reiz so anregen, dass es zielgerichteter gegen Krebszellen vorgehen kann. Lange Zeit wurde es ins Reich der belächelten Alternativtherapien verbannt. Dann zeigten einige Studien, dass es tatsächlich die Lebenszeit von Krebspatienten verlängerte. In der Folge wurden Dutzende Riesenstudien in Auftrag gegeben, die höchst widersprüchliche Ergebnisse brachten. Zuletzt gab es wieder einige, die für die Anwendung sprechen. Da Mistelarzneien stimmungsaufhellend wirken, ist es gut möglich, dass sie deshalb als Begleittherapie zu den konventionellen Chemo- und Strahlenbehandlungen auch von manchen Schulmedizinern empfohlen wird.

Ich habe lange Zeit meines Lebens schon bei kleineren Infekten stets heftig gefiebert. Erst jetzt, im Nachhinein, registriere ich, dass ich seit gut zehn Jahren keine einzige „echte" Grippe mehr gehabt habe. Schnupfen, verstopfte Nebenhöhlen und Gliederschmerzen blieben die einzigen Symptome, aber Fieber blieb stets aus.

Aus all dem Wissen um möglicherweise hilfreiche Ansätze habe ich mir ein kleines persönliches Paket zusammengeschnürt. Nach einer halbjährigen Zwangspause durch die Therapie habe ich langsam und für mich auch überraschend mühsam wieder ein wenig zum Sport gefunden. Ich hatte und habe zu kämpfen, das Misstrauen gegen meinen Körper abzubauen und wieder mit positiven Gefühlen auf Herausforderungen für ihn zu reagieren.

Was die Ernährung betrifft, habe ich mir nach und nach aus den Dutzenden Ratschlägen, Verboten und Geboten eine kleine Mischung von bevorzugten Speisen zusammengestellt, ohne darauf sklavisch zu achten. Ein warmer Obstsalat mit gedünstetem Dinkel und Walnüssen bietet als Frühstück die Grundlage für die meisten Tage, dann wird es meist konventionell, gute fünf Kilo Übergewicht zeugen davon.

Zweimal wöchentlich spritze ich mir Mistelextrakt in den Bauch. Die zu Beginn deutliche euphorisierende Wirkung hat sich längst gelegt, aber die spürbare Reaktion des Immunsystems auf die Injektionen vermittelt ein Gefühl aktiver Auseinandersetzung.

Die Fiebertherapie reserviere ich mir als strategische Reserve für Tage, wo ich noch einmal Hoffnung brauche.

In den letzten Jahren ist künstliches Fieber – inzwischen nicht durch Bakterien, sondern durch Infrarotstrahlung gezielt herbeigeführt – auch unter Schulmedizinern, die um die Begrenztheit ihres Tuns wissen, wieder zum Thema in der Krebstherapie geworden.

Quartalsberichte

Ab nun wird sich mein Lebensrhythmus in Quartalsberichten gestalten. Alle drei Monate ein neuer PSA-Wert, der anzeigen wird, wie groß meine Chancen sind, weiter zu leben. Alle sechs Monate eine Spezialuntersuchung in Innsbruck bei Prof. Frauscher.

Beruflich wage ich mich wieder an den Perspektivenwechsel. Bei den ersten Dreharbeiten, die mich – nach meiner Erfahrung mit dem eigenen Krebs – als Regisseur in einen Operationssaal führen, muss ich ganz schön kämpfen, um Fassung zu bewahren. Wie ein Sog holen mich die Schwächegefühle des Patienten ein. Doch letztlich beende ich mit der alten Ruhe des Regisseurs den Dreh.

Die Arbeit fühlt sich wieder überwiegend gut an, meine Gestaltungskraft ist voll da, ich sehe viele Ansatzpunkte für neue, sinnhafte Projekte und nehme sie mit Schwung in Angriff. Die Firma hat sich mit mir als Allein-Geschäftsführer und einem tollen jungen Team gut etabliert: TV-Magazinstorys und Reportagen zu Sozial- und Wissenschaftsthemen bilden ökonomisch auch für die Mitarbeiter ein Standbein, nun kann auch das Spielbein wieder etabliert werden. Erste Kinodokumentarfilme und größere internationale Koproduktionen starten ihre Entwicklungsphase. Ich habe vor, nur noch Projekte zu realisieren, von deren Bedeutung ich voll überzeugt bin, und halte mich daran. Und ich habe mir fest vorgenommen, darauf zu achten, dass es so bleibt und berufliche Hämmer keinen Zugriff auf mich haben.

Das Buch „Verschlusssache Medizin“ und die Reportagen über das Gesundheitswesen haben Resonanz, Fehlermanagement wird überall in den Kliniken zum Thema. Ich reise als Referent von Tagung zu Tagung, zuletzt bin ich Keynote-Speaker bei der

Führungskräftetagung des Wiener Krankenanstaltenverbundes. Unter dem Titel „Von der Gefahr, die Gefahr nicht zu sehen – ein Plädoyer für Fehlerkultur und Risikomanagement“ haben alle meine Kernthesen konkreten Bezug zu Strukturschwächen in den Wiener Häusern. Etliche befreundete Ärzte haben mich dazu mit Detailwissen versorgt. Die Direktoren und Primarärzte nicken beifällig, nur wenig Gegenrede in der Diskussion. Ein bemerkenswerter Wandel. Dieser größte österreichische Gesundheits-Konzern hat sich bisher als eher strukturbewahrend gezeigt. Die Debatten um Risikomanagement und Qualitätssicherung werden überall produktiver – nun auch hier in Wien. Die Tagung klingt im Festsaal des Rathauses im Smalltalk mit Klinikdirektoren und meinem Arzt Prof. Knocke aus. Ein eigenartiges Gefühl, nun in der Öffentlichkeit neben meinem Krebsarzt zu stehen, es gibt eine Art Geheimnis, das uns verbindet.

Im Juli 2010 bereite ich den nächsten Quartalsbericht vor. Reinhard, Freund und Allgemeinmediziner, nimmt mir Blut ab. Zwei Tage später kommt er zu unserem sommerlichen Terrassenabend und verkündet, er habe schon den Befund, es sei recht gut, der PSA beträgt nun 3,2.

3,2 bedeutet einen Anstieg um mehr als 20 Prozent in nur drei Monaten. Ich sage nichts, drehe mich um und verlasse die Terrasse. Nur nicht im ersten Jahr, hat Dr. Knocke mehrfach fast beschwörend gesagt. Einem schnellen Rezidiv kann nicht sinnvoll begegnet werden. Eine Operation ist erst möglich, wenn sich das Gewebe einigermaßen erholt hat, eine erneute Strahlentherapie erst nach etlichen Jahren.

Mir ist schwindelig, das Weißwein-Glas sucht einige Male eine neue Befüllung. Schließlich hole ich Brigitte aus dem Festtrubel und gehe mit ihr in den Nebenraum, ich muss einfach darüber sprechen. Ich sage ihr, was ich erfahren habe und was dieser Befund wohl bedeutet – ein baldiges Ende in zwei, drei, was weiß ich in wie vielen Jahren – und weine. Sie bleibt ruhig, schließt mich beschützend in die Arme. Schließlich gehen wir wieder unter die Leute.

Zwei Stunden und eineinhalb Flaschen Weißwein später verabschiedet sich Reinhard und gibt mir den Befund. Ein Blick, und ich lache erleichtert auf: Der PSA beträgt 2,3, ein perfekter Wert.

Einige Freunde bleiben länger und wir sprechen über Angst und Verdrängung. Eine Rückfrage, und ich hätte Reinhards Verbal-Verhopser aufklären können. Aber die zwei Stunden mentaler Todes-Vorbereitung haben auch etwas Positives: Ich habe einmal mehr gespürt, dass Brigitte sich positiv der Herausforderung stellen wird, wenn es dann doch bitterernst werden sollte. Das Wissen um die Stärke und positive Haltung des Lebenspartners gibt ungemein viel Kraft, merke ich.

Das Rätsel Heilung

Für die Wissenschaft war Armin Schütz ein medizinisches Wunder, als ich ihn 1997 in der Hufeland-Klinik im deutschen Bad Mergentheim traf. Die Schulmedizin hatte ihn aufgegeben. Das maligne Melanom streute Metastasen in seinen Körper, für die Ärzte waren sie unkontrollierbar, unaufhaltsam wuchsen sie weiter. Doch plötzlich fand sich kein einziger Krebsherd mehr bei Schütz. Ein Wunder.

Seine Geschichte beginnt im Frühjahr 1991. Da entdeckt Armin Schütz, dass an seinem rechten Oberschenkel ein kirschkerngroßes Muttermal wächst. „Beruflich stand ich damals unter starkem Stress“, erinnert sich der Elektrotechniker. „Auch im Privatleben war nicht alles so, wie ich es mir wünschte. Ich war in einer Lebenskrise“.

Er geht zum Hausarzt. Das Muttermal wird herausgeschnitten, die Gewebsprobe wird analysiert: schwarzer Hautkrebs, Melanom. Armin Schütz verlässt sich auf die Aussage des Hautarztes: „Wir haben das Problem im Griff.“

Doch drei Jahre später ist sein Körper voll von großen Geschwülsten, Metastasen des Hautkrebses. In einem solchen Stadium gibt es bei Melanom-Patienten kaum noch Hoffnung.

Die Knoten wachsen. Schütz lässt sich mit Chemotherapie behandeln, aber auch mit Hyperthermie und psychotherapeutischen Verfahren. Er hat sich an Wolfgang Wöppels ganzheitsmedizinische Hufeland-Klinik gewendet. Und Herr Schütz beschäftigte sich auf sehr produktive Art mit sich selbst, seinem Leben, seinen Motiven, zu handeln.

Er erinnerte sich an einen Traum von damals: Er geht darin auf einem Feldweg, kommt an eine Weggabelung. Der eine Pfad verläuft weiter durch das Tal, der andere führt steil hinauf zu einem Bergkamm. Er kann den einfachen Weg weitergehen oder den beschwerlichen bis zum Gipfel nehmen. Nur dieser anstrengende Weg bringt die grandiose Aussicht ins Tal. Armin Schütz wacht auf, bevor er sich für einen der beiden entscheidet, mit dem Gefühl der Sehnsucht nach dem Blick ins Tal. Er träumt viel in dieser Zeit. Die Träume machen ihm Hoffnung. „Ein Weg führt ins Leben, einer in den Tod", denkt er. Es sei ihm sehr wichtig gewesen, erinnert er sich, zu akzeptieren, dass beides möglich ist.

Während seines letzten Aufenthaltes in der Hufeland-Klinik bildet sich auch die letzte Metastase zurück. Als Armin Schütz entlassen wird, können die Diagnosegeräte keine einzige Metastase mehr in seinem Körper entdecken. Das ist bis heute so geblieben.

Ich habe die Intensität meines Staunens gut in Erinnerung, als Armin Schütz seine Geschichte erzählte, und ich wusste, dass alle medizinischen Fakten stimmten. Es war auch sein Staunen – er wusste nicht, was mit ihm geschehen war. Er ahnte, dass es etwas mit seiner inneren Wandlung zu tun hatte, mit der richtigen Entscheidung für den scheinbar weiteren und mühsameren Weg. Nach unserer ORF-Dokumentation „Seele heilt" wurde Armin Schütz zum wohl meistbesuchten wundersam Geheilten in der deutschsprachigen Welt. Printmagazine, TV-Sendungen sonder Zahl widmeten seinem persönlichen Weg viel Raum.

Im Jahr 2006 schrieb Schütz selbst seine Eindrücke nieder: „Es wurde mir klar, dass der Krebs ein Teil meines Körpers ist. Das sind meine eigenen Zellen, die ein Eigenleben begonnen haben und mich kaputt machen wollen. Also muss ich mein Immunsystem wieder dazu bringen, die Krebszellen zu erkennen. Die Schulmedizin bot mir da keine Möglichkeiten. Ich wollte nicht meinen Körper ruinieren, um den Krebs zu bekämpfen.

Leider konnte mir keiner der mich bis dahin behandelnden Ärzte Wege aufzeigen, die ein gesichertes Überleben bieten konnten. Die Schulmediziner gaben mir zuletzt den Rat: Gehen Sie nach Hause und regeln Sie Ihre Dinge.

... Auf eigenen Wunsch habe ich eine ganzheitliche Therapie begonnen. Mit Körperentgiftung, Vitamingaben, Vollwertkost und vor allen Dingen der aktiven Fiebertherapie wurde das Immunsystem einerseits entlastet und andererseits gestärkt und wieder aufgebaut. Die begleitende Musik- und Maltherapie sowie Gespräche mit der Psychotherapeutin waren sehr wichtig für mich. Ich war an der Gestaltung der Therapie selbst und aktiv beteiligt. ... Äußerlich sah ich krank aus, innerlich war ich ohne Zweifel. ... Die Metastase am Oberschenkel war so groß wie eine Männerhand und auch einige Lymphknoten waren befallen und dadurch vergrößert.

Damals hatte ich folgende Gedanken: Wenn ihr Krebszellen so weiterwachst, werdet ihr meinen Körper umbringen. Da ihr aber von diesem Körper lebt, werdet auch ihr dann sterben. Ein Weiterleben ist also nur möglich, wenn ihr euer aggressives Eigenleben einstellt und in den Verband der guten Zellen zurückkehrt.

Ich wollte den Krebs nie mit Gewalt bekämpfen, denn er war ja ein Teil von mir.

Ein Vierteljahr später, im Frühjahr 1993, setzte spontan die Remission ein. Eines Morgens habe ich bemerkt, dass die Metastasen weicher und kleiner werden. Nach zwei bis drei Monaten hatten sich alle Metastasen zurückgebildet. ... Oft denke ich, der Krebs war notwendig, damit ich meinen eigenen Lebensweg wiederfinden konnte. Die Auseinandersetzung mit der Krankheit hat mir sehr viele neue, positive Perspektiven für mein Leben gegeben".

Der Fachausdruck für die unerklärliche Heilung von Armin Schütz lautet „Spontanremission". Wolfgang Wöppel hat ihn behandelt. Er und auch sein Nürnberger Kollege Herbert Kappauf haben einige Dutzend Patienten mit solch unerwarteten Genesungen kennengelernt. Kappaufs Buch „Wunder sind möglich. Spontanheilung bei Krebs" versucht sich in Erklärungsansätzen.

Unter den jährlich rund 400.000 neuen Krebsdiagnosen allein in Deutschland dürften Spontanremissionen gar nicht so selten sein wie von vielen Medizinern vermutet, ist Kappauf überzeugt. Die Chancen seien bei Krebsarten wie dem schwarzen Hautkrebs (Melanom), dem Neuroblastom, dem Nierenzell- oder auch Basalzellkarzinom (Altershautkrebs) um einiges größer als sechs Richtige beim Lotto, deren Wahrscheinlichkeit in Deutschland bei etwa 1 zu 14 Millionen liegt (in Österreich sind es 1 zu 8 Millionen). Kappauf meint: „Bei Metastasen von schwarzem Hautkrebs ist das Verhältnis etwa 1 zu 40.000."

„Spontanheilung" bedeutet, dass nicht das medizinische Tun, sondern der Körper selbst die Erkrankung zum Verschwinden gebracht hat. Das ist zunächst einmal nicht wundersam. Unser Körper ist mit vielen Systemen versehen, um Bedrohungen zu überstehen. Wunden werden durch Blut gereinigt, desinfiziert und wieder verschlossen; Knochenbrüche heilen; Angreifer wie Bakterien und Viren werden mit fiebrigen Aktivitäten der Immunabwehr unschädlich gemacht. Auch die meisten akuten Krankheiten verschwinden in der Regel von selbst – mit oder ohne Therapie.

Dennoch glauben Mediziner wie Patienten meist, eine Therapie hätte zur Genesung geführt. Viele chronische Krankheiten verlaufen in Schüben. In dem Moment, in dem der Höhepunkt eines Krankheitsschubs erreicht ist, konsultieren viele Menschen den Arzt. Vermutlich wäre die Erkrankung danach ohnehin zurückgegangen, aber der zeitliche Zusammenhang mit dem Besuch in der Arztpraxis suggeriert einen Zusammenhang von Anlass und Wirkung.

Anders bei schweren Erkrankungen, die ohne Behandlung fast immer zum Tod führen. Krebs, der bereits in vielen Organen Metastasen abgesiedelt hat, gehört dazu. Wie kann es hier zur Heilung kommen? Gibt es Gemeinsamkeiten bei den nachweisbaren Fällen?

Der aus Japan stammende Psychologe Hiroshi Oda forschte am Institut für Psychosomatik der Universität Heidelberg anhand von 29 konkreten Spontanheilungen nach den psychischen Voraussetzungen, die eine Heilung einleiten können. Der Nürnberger Krebsspezialist Herbert Kappauf hat 22 Fälle genauestens dokumentiert und ging die Frage von der medizinisch-technischen Seite an. Er verglich begleitende Infektionen, angewandte Therapien und Immunstatus. Beide Wissenschaftler kamen aber zum gleichen Ergebnis: „Es gibt keine signifikanten Gemeinsamkeiten", sagt Oda, „kein Rezept, das man anbieten könnte." Jedes Schicksal sei völlig individuell, stimmt Kappauf zu. „Unter den Geheilten waren Menschen, die sicher waren, sie müssten sterben, genauso wie solche, die vor Optimismus nur so gestrotzt haben. Und Gesundheitsapostel genauso wie solche, die sich nur noch betrunken haben."

Eigentlich müsste die medizinische Forschung mit all ihren Arsenalen recherchieren, was die Umstände und Faktoren sind, die Spontanheilungen möglich machen. Die gezielte Mobilisierung dieser Selbstheilungskräfte wäre ein sensationeller Fortschritt in der Medizin.

In den letzten Jahren haben mehr und mehr Studien ergeben, dass solche „Spontan"-Heilungen höchstwahrscheinlich häufig stattfinden, ohne dass dies vom Medizinbetrieb gemerkt wird. Das Norwegische Institut für öffentliche Gesundheit hat mehr als 100.000 Frauen, die seit 1997 systematisch durch Mammographie auf Brustkrebs untersucht wurden, mit einer gleich großen Gruppe verglichen, die nicht mit Mammographie untersucht wurde. In der zweiten Gruppe gab es um 22 Prozent weniger akute Krebsfälle, als statistisch zu erwarten gewesen wäre – wahrscheinlich deshalb, weil diese Erkrankungen wie von selbst wieder verschwunden waren und klinisch nie festgestellt wurden, vermuten die Forscher.

Leben gewinnen

Sommer 2010. Die aktiven, schmerzfreien Zeiten haben viel an positiver Intensität gewonnen, interessante und tief gehende Gespräche entwickeln sich mehr und mehr, waches Interesse von guten Bekannten hat in diesem Frühjahr Ausmaße angenommen, die mir Christoph Schlingensiefs schwülstigen Buchtitel „So schön wie hier kanns im Himmel gar nicht sein!“ überhaupt nicht komisch erscheinen lassen.

Die Beziehung zu meiner Frau hat eine Ruhe und Tiefe erreicht, wie ich sie nicht für möglich gehalten habe. Sohn Daniel hat sich prächtig entwickelt, aus dem nachdenklichen Volkswirtschafts-Studenten wurde in Monaten ein selbstbewusster Schauspiel-Student, der seinen Weg gehen und sich bald in Graz an der Kunstuni niederlassen wird.

In dieser Zeit der bevorstehenden Ablösung unseres Sohnes gab es einen gemeinsamen Urlaub: Brigitte und ich, Daniel und seine Freundin und Daniels bester Freund mit Partnerin segelten zwei Wochen lang entlang der norwegischen Küste. Außergewöhnliches Licht, angenehm kühle Temperaturen, tolles Segeln mit einer Regattayacht, wunderbare Zeiten trotz oder wegen der Generationensprünge. Nur einige Male tauchen die elektrisierenden Schmerzen in den Leisten auf und zwingen mich gelegentlich in die Waagrechte, aber auch das beunruhigt mich eigentlich nicht mehr. 14 einfach gute Tage.

Aber es ist auch genau so wie zu der Zeit, als wir Kinder bekamen: Blick und Interesse fokussieren sich nun auf die Königin der Krankheiten. Plötzlich bin ich von Menschen umgeben, die Krebs haben. Ich lese über Schlingensief, der im August 2010 stirbt. Ich treffe Lorenz, einen alten ORF-Kollegen, dessen Enddarmkrebs nur mit Strahlentherapie bekämpfbar erscheint. Er erzählt von den heftigen Begleiterscheinungen, der verbrannten Haut, den Darmkrämpfen, den Depressionen – und ich spüre intensiv, wie glücklich es das Schicksal mit mir gemeint hat. Lorenz ist ebenfalls Südtiroler, ich kenne ihn seit Gatterers Zeiten, doch eine gewisse Nähe hat uns nun nur die Krankheit gebracht.

Therese, eine alte Freundin, leidet an einem besonders aggressiven Brustkrebs und an der Therapie, die ihr die Kapazunder des AKH angedeihen lassen. Eine extrem aggressive Chemotherapie lässt ihre Nägel ausfallen, die Haare sowieso, sie blutet überall, wo sie fester ankommt, ihr Körper zerfällt. Dann eine offenbar ebenfalls exorbitant aggressive Strahlentherapie, die tiefe Wunden in ihren gequälten Körper brennt. Ich bin heilfroh, dass mir meine Kenntnisse die Möglichkeit gaben, den Lanzenreitern der Krebsbekämpfung auszuweichen und mich dort behandeln zu lassen, wo sich vernünftige und auf dem Letztstand des Wissens stehende Mediziner niedergelassen haben. Aber ich hüte mich, auch nur ein Wort der Distanz zum Weg fallen zu lassen, den die in der Medizinerszene gut informierte Therese für sich gewählt hat.

Wissen und Leben

Ich beschäftige mich seit gut 30 Jahren mit Krebs. Als Wissenschaftsjournalist habe ich die Unfähigkeit der Mediziner gegeißelt, die Aussichtslosigkeit ihrer aggressiven Therapien rechtzeitig zu realisieren und die humane Begleitung des Sterbens als wichtigen Teil ihrer Arbeit zu sehen. Dann bin ich Anfang der 1990er-Jahre der Hoffnung erlegen, welche die führenden Protagonisten der Genanalyse und Gentherapie verbreiteten. Ihre Kritik an der weitgehenden Erfolglosigkeit von Chemotherapie und Operationen war zwar richtig, ihre Ansätze haben sich aber 15 Jahre später fast ausnahmslos als ebenso wenig zielführend erwiesen. Die Biologika in der Folge hatten das gleiche Schicksal: Riesenaufwand, viele Komplikationen, wenig positiv gewonnene Lebenszeit.

Ich habe viele Psychologen und Gurus kennengelernt, die der Geißel durch innere Läuterung Einhalt gebieten wollten. Ich habe für TV-Dokumentationen Krebspatienten über Jahre begleitet und das Schicksal von Menschen dokumentiert, deren fortgeschrittene Krebsgeschwüre wie von selbst spontan verschwunden sind.

Ich habe meine Schwiegermutter gemeinsam mit der Familie die letzten Wochen mit Darmkrebs durch eine unsäglich quälende Chemotherapie begleitet, bis sie in unserem Kinderzimmer, das Daniel geräumt hatte, ihr Leben aushauchte. Sie hatte sich für die aggressive Behandlung entschieden, weil der Arzt, den ich ihr empfohlen hatte, diesem quälerischen Prinzip Hoffnung huldigte. Formal hat er die Entscheidung über die Chemotherapie zwar ihr überlassen, aber er hat ihren Einsatz so beschrieben, dass sie praktisch nur zustimmen konnte: Es gäbe da eine kleine Chance, erzählte er ihr, die zu ergreifen wäre zwar beschwerlich, aber man könne sie doch nicht liegen lassen.

Ich habe den Kopf meines Vaters gehalten, als er sich noch einmal gegen den Tod aufbäumte, diesmal vergeblich – sein Bauch war voll mit Metastasen.

Aber es ist alles anders, wenn der Krebs im eigenen Körper ist. Die Ohnmacht, die Verdrängung, die Angst der Menschen in der Umgebung, die keulenhafte Wirkung jedes Mediziner-Wortes, die Schwierigkeit, abwägend zu entscheiden, welche Komplikationen in Kauf genommen werden sollen, welche vermieden: All das ist beschreibbar, verfilmbar, darstellbar und doch auch nicht.

Die Wucht des Erlebens der eigenen Vergänglichkeit, der eigenen Ängste, der eigenen Schmerzen und der eigenen Vorstellungen über das Ende, aber auch des neuen Blickes auf Leben, Liebe, Hoffnung ist anders, schwer, kaum in Worte zu fassen.

Ich weiß, dass ich mit hoher Wahrscheinlichkeit an diesem Prostatakrebs sterben werde, ich weiß bloß nicht, wann. Davor werden die Metastasen von innen an meine Knochen drücken und hässliche Schmerzen bereiten, vielleicht werden auch woanders Metastasen auf das Leben drücken. Auf mein Leben.

Wenn alles sehr gut geht, kann es noch 10, 15, 20 Jahre dauern, wenn ich Pech habe, ist in 2, 3 Jahren Schluss. Wahrscheinlich ist ein Verlauf in der Mitte dieser Daten.

Als Daniel sich auf seine Übersiedelung nach Graz vorbereitet und sein Zimmer zu räumen beginnt, lege ich mich auf sein Bett. Sein Zimmer ist ein Glaspalast, statt Dachschrägen alles transparent über den Dächern der Stadt.

Ich sehe über mir die Wolken ziehen, spüre neben mir die Weite des Blickes bis nach Bratislava und denke: Ja, hier werde ich liegen, wenn es dann doch zu Ende geht. Ich werde in keinem Spitalsbett den chemischen Ausdruck des Unvermögens der Medizin, die eigene Begrenztheit anzuerkennen, erdulden. Ich werde auch in keiner Palliativstation sein, wenn es sich irgendwie vermeiden lässt.

Ich werde hier meine Pflege organisieren, und meine Frau wird mir dabei helfen.

Ein ruhiges, entspanntes Gefühl macht sich in mir breit.

Herbst

Der nächste Untersuchungstermin am 8. Oktober 2010, ein Jahr nach dem ersten massiven Krebsverdacht, naht. Das Leben ist intensiv, die Firma entwickelt sich prächtig mit den engagierten jungen Mitarbeitern, einige ältere sind zurückgekommen und verstärken das Team. Die Arbeit an sozialen, wissenschaftlichen und kulturellen Themen macht Spaß, Daniels Abreise ist zwar ein wenig traurig, doch ich empfinde sie nicht als Abschied. Er ist erwachsen, aber es bleiben starke emotionale Bande. Mit Brigitte gibt es viele Momente tiefer Innigkeit.

Und dennoch bin ich auch verzagt. Ich nehme mir vor, wieder mehr Sport zu treiben, tue es aber nicht. Ich entschließe mich, abends weniger Wein zu trinken, aber ich setze den Entschluss nicht um. Die stechenden, wie elektrische Schläge kommenden Schmerzen im Schritt und in der Leistengegend machen wieder Angst, obwohl ich weiß, dass Krebs im Stadium, mit dem ich rechnen muss, nicht wehtut, wohl aber die Entzündungen um die Prostata in der Folge der radioaktiven Strahlung auch Nerven angreifen können. Immer öfter kreisen die Gedanken wieder einmal um die näheren Umstände eines Endes.

Als wir das Eckzimmer unserer Dachwohnung, dessen Glasfronten einen freien Blick über die Stadt erlauben, das uns Daniel nun über- oder hinterlassen hat, neu einrichten, diskutieren wir über die Auswahl des Bettes, das dort für Gäste bereitstehen soll. Ich fühle, das wird mein Bett sein, und es entsteht wie von selbst wieder das Bild: Ich liege hier im Pflegebett und blicke in den Himmel und über die Stadt, an schönen Tagen bis zu den Karpaten. Kein angstvolles, eher ein ruhiges, gelassenes Gefühl macht sich in mir breit. Ein kurzes Gespräch, Brigitte reagiert freundlich und ruhig auf meinen Wunsch, hier gleich mein „letztes“ Bett hinzustellen, und meint, jetzt tue es das elegante Ausziehsofa auch, weil ich dann ohnehin ein echtes Pflegebett brauchen würde. Sie sagt es nicht so, aber die Botschaft ist schön: Jetzt ist der Tod noch nicht da, jetzt können wir noch leben, und wenn er kommt, dann werden wir alles Nötige organisieren.

Ich habe einen Ort für meine letzten Monate gefunden, das erdet meine Empfindungen auf eigenartige Weise. Ich erinnere mich an die Leitsätze von Carl Simonton, den ich bei meinen Recherchen über Spontanheilungen bei Krebs kennengelernt habe: „Ich will leben und den Krebs besiegen, aber ich bin auch bereit zu sterben“. Allmählich weicht die Angst, Schritt für Schritt, Blick für Blick im Eckzimmer, das nun auch mein Arbeitszimmer ist.

Am Vorabend der Reise nach Innsbruck ist Brigitte in Budapest, ich sitze allein vor dem Fernseher. „Alles Gute für morgen! Ich hoffe – mit dir – auf gute Nachrichten, werde aber auch jede andere ‚containen‘“, sagt sie mir via SMS. Ich weine aus Rührung.

Um fünf Uhr früh stehe ich mit dumpfer Angst unter der Dusche. Dann finde ich den Pass nicht, dann merke ich, dass Brigitte den Autoschlüssel wohl nach Ungarn mitgenommen hat. Na, das fängt ja prächtig an.

In Innsbruck auf der Urologie empfängt mich Schwester Charlotte wie einen guten alten Freund. Sie wirkt ruhiger, ihre Wirbelsäulenbeschwerden sind wohl besser geworden. Wir reden über Bauch- und Rückenmuskeln, während sie mir den Venflon legt, Blut abnimmt und dann den Venflon so verbindet, dass ich mich ungestört bewegen kann.

Dann wie üblich drei Stunden Zeit bis Mittag zur Untersuchung. Ich habe keine Lust zu arbeiten und erlaube mir das auch. Ich kaufe Polo-Shirts und Hosen, spaziere zum Café Central und gönne mir ein kleines Gulasch mit Bier.

Zurück in der Klinik, verspüre ich ein ähnliches Gefühl wie im November des Vorjahres. Fast ein Jahr ist vergangen. Prof. Frauscher sieht wieder – peinlich berührt, wie mir scheint – weg und betrachtet die Befunde, als ich den Untersuchungsraum betrete – ein Stich der Trauer senkt sich über den Hals bis in den Bauch.

„Na, wie ist der PSA?“, frage ich dennoch nach der Begrüßung ruhig. „1,3, hervorragend“, sagt er und wir beginnen in vertrautem Ton ein Gespräch über die letzten Neuerungen in der Prostata-Therapie, während er sensibel mit seinen Geräten in meinem Enddarm arbeitet. Die Kontrastmittel zeigen eine nur zart durchblutete Prostata, die Elastographie kann keine verdichteten Gewebestellen mehr erkennen. „Ihr Krebs ist weg“, sagt Frauscher.

Nun wächst ein angenehm schwebendes Gefühl vom Bauch herauf bis in die Haarspitzen.

Es ist geschafft – jedenfalls fürs Erste. Das heikle erste Jahr wird wohl überstanden sein, der nächste Termin für den PSA ist im Januar.

Wenn danach bei den halbjährlichen Untersuchungen Anzeichen für ein Wiederauftreten des Karzinoms auftauchen, kann erneut gezielt bestrahlt werden, auch eine Operation ist wieder eine Option.

Ich habe kleine Beschwerden, bin aber intakt – weder inkontinent noch impotent.

Das Leben ist schön.

An der Leichtigkeit und Fröhlichkeit der nächsten Tage merke ich wieder, wie viel Last noch da war.

Im darauffolgenden Januar sorgt der PSA von 0,8 für noch mehr Klarheit.

Ich werde noch viele, zumindest etliche Jahre leben.

Ausgerechnet mich hat der rechtzeitig gemessene PSA vor einem frühen Tod gerettet.

Ich bin meinem Freund und Hausarzt unendlich dankbar, dass er mein Blut ohne mein Wissen und ohne meine Zustimmung auf den PSA untersuchen ließ.

Die Strahlentherapie hat gewirkt.

Ich kann nun aktiv werden. Ich beschäftige mich wieder mit komplementären Heilmethoden, und auch damit, warum wohl in mir in sieben Jahren drei Krebserkrankungen entstehen konnten.

Ich beginne eine Psychotherapie bei Caroline Kunz, einer onkologisch erfahrenen Ärztin und Gestalttherapeutin. Erstaunlich schnell beginnen durch das Hinspüren und Betrachten meiner Regungen auch Reflexionsprozesse, die mir allmählich helfen, zu verstehen, was mich möglicherweise krank macht. Reflexionsprozess klingt fast zu rational für das, was ich spüre. Es sind fliegende Assoziationen, oft auch nur das etwas klarere Wahrnehmen von Gefühlen aus verschiedenen Perspektiven. Wie automatisch gibt es in mir nun eine Art Beobachter, der wie von außen beobachtet und betrachtet, was sich da wo in mir regt.

Die beharrliche Unterdrückung von Emotionen weicht einem Zulassen bei gleichzeitig wohlwollender Beobachtung der Regungen und Empfindungen, die in mir permanent ablaufen. Ich staune über die Leichtigkeit, mit der diese Änderungen zunächst ablaufen.

Ich beginne zu sehen und zu spüren, wie rasch ich Fehler und Missverständnisse anderer als gegen mich gerichtet einordne, und mit dem Hinspüren lösen sich die Wucherungen an negativen Gefühlen manchmal und dann immer leichtfüßiger auf, Gefühle, die mich früher oft nächtelang unangenehm berührt und um Schlafphasen betrogen haben. Selbst bei ärgerlichen Intrigen und harten Konfrontationen werde ich ruhiger und gelassener, ohne an notwendiger Bestimmtheit zu verlieren.

Meine Frau und ich besuchen einen Tanzkurs. Ich, der alte Tanzmuffel, gewinne wachsende Freude an der harmonischen Bewegung zu zweit, wir haben Spaß und tanzen uns bis zum Silberkurs voran.

Dann kaufe ich noch ein Akkordeon, und meine Frau am Saxophon und ich beginnen mit kleiner Hausmusik – unglaubliche Veränderungen für mich.

Immer wieder kreisen die Gedanken um den Beginn der erzwungenen Intensivbeschäftigung mit dem Thema Krebs, der

PSA-Untersuchung. Sie ist fragwürdig und hat, so wie es aussieht, mich dennoch gerettet. Etwa zur gleichen Zeit legt die U.S. Preventive Services Task Force, ein Gremium im US-amerikanischen Gesundheitsministerium, den Entwurf für die neue nationale Empfehlung vor. Darin steht, dass es keinen Beweis dafür gebe, dass der PSA-Test oder das Abtasten der Prostata oder eine Ultraschall-Untersuchung Leben retten würde. Deshalb lautet der neue Rat des Gremiums: Männer sollten nicht mehr routinemäßig untersucht werden.

Die Zweifel an der Aussagekraft des Tests sind in den vergangenen Jahren gestiegen, denn in vielen Fällen kommt es zu einer falsch positiven Diagnose. Mit fatalen Folgen: In den Jahren 1986 bis 2005 wurden nach Angaben des Gremiums in den USA eine Million Männer operiert, bestrahlt oder beides, die ohne den PSA-Test niemals behandelt worden wären. Mindestens 5000 von ihnen starben kurz nach der OP und 10.000 bis 70.000 litten unter schweren Komplikationen, bei 20.000 bis 30.000 kam es zu Nebenwirkungen wie Impotenz oder Inkontinenz.

Schon davor hatten Studien, die im „British Medical Journal" veröffentlicht wurden, erschreckende Zahlen ergeben: Um nur einen Todesfall durch Prostatakrebs mit dem PSA-Screening zu verhindern, müssen 1400 Männer zur Reihenuntersuchung gehen und 48 dann mit fraglichem Grund als Krebspatienten behandelt werden.

Das sind klare Zahlen gegen breite Reihenuntersuchungen.

Aber irgendwie bin ich der eine, dessen verfrühtes Ableben verhindert wurde.

Ich bin inzwischen zuversichtlich, dass ich zu jener Hälfte der Krebspatienten gehöre, die mit der Diagnose lange leben. Jedenfalls deutlich länger, als zu befürchten war.

Ich gehöre damit zu der gerade bei Krebs von Brust und Prostata wachsenden Gruppe von Menschen, die mit Krebs wie mit einer chronischen Krankheit zu leben lernen.

Für viele können Erkenntnisse der Psychoonkologen hilfreich werden.

Und viele andere können auf die Folgen von Ralph Steinmans Entdeckungen hoffen, dem Pionier bei der Entdeckung der dendritischen Zellen, die als Nachrichtenübermittler eine zentrale Rolle im Immunsystem spielen. Weltweit „trainieren" Biowissenschaftler dendritische Zellen darauf, Krebszellen zu erkennen. Derzeit werden an den Unikliniken der Welt rund 500 Therapiestudien mit dendritischen Zellen durchgeführt. Es geht um Brustkrebs, Darmkrebs, Hirntumoren und sehr oft um schwarzen Hautkrebs. Und jedes Mal sollen die dendritischen Zellen ihren Kollegen, den T-Zellen und den Killerzellen, Teile der Krebszellen so präsentieren, dass sie sich mit Elan auf die Tumoren stürzen.

Mitte 2010 wurde von der amerikanischen Arzneimittelbehörde FDA das erste Präparat auf der Basis von dendritischen Zellen zugelassen, eine Therapieform, die allerdings schon wieder zugunsten der breiten Vermarktbarkeit vom intelligenten Konzept der gezielten Aufrüstung des persönlichen Immunsystems abrückt. Es wird bei Prostatakrebs im fortgeschrittenen Stadium eingesetzt. Die University of California, Los Angeles, publizierte im März 2011 erste positive Ergebnisse einer Studie mit diesen Nachrichtenzentralen des Immunsystems an Patienten mit Glioblastom, einem besonders aggressiven Hirntumor.

Ralph Steinman erhielt im Oktober 2011 den Nobelpreis für Medizin. Und konnte ihn nicht mehr entgegennehmen, weil er drei Tage vor der Verkündung gestorben war. Er war schon 2007 an einem besonders aggressiven Bauchspeicheldrüsenkrebs erkrankt. Der Immunologe ließ nichts unversucht und setzte auf seine Erkenntnisse: Kollegen entnahmen Gewebe aus dem Tumor. Ein Mitarbeiter vermehrte die Zellen im Labor und schickte sie in ein halbes Dutzend Labore der Welt. Steinman erhielt seine maßgeschneiderten dendritischen Zellen zurück – und trotzte seinem Krebsleiden immerhin um einiges länger, als bei Patienten mit diesem Bauchspeicheldrüsenkrebs üblicherweise zu erwarten ist. Aber er erlag dem Krebsleiden einige Stunden, bevor das Nobelpreisgremium ihm die höchste Anerkennung zusprach.

Das Wunder Heilung

Rosemarie Osterland aus Frankfurt am Main hatte Krebs und wenig Hoffnung, ihn zu überstehen. Es begann ganz harmlos mit leichten Magenschmerzen, dann kam eine Schwellung. Im Krankenhaus entfernte man ihr sieben Liter Wasser und nahm einige Gewebeproben. Das Ergebnis war eindeutig: Eierstockkrebs mit Metastasen im gesamten Bauchraum. Fünf Jahre lang durchlief sie das volle Repertoire der Krebsbekämpfung. Doch bei den Kontrollen wurden die Ärzte stets wieder fündig. Als die Dosis der Chemotherapie nicht mehr gesteigert werden konnte, schlugen die Mediziner Frau Osterland Bestrahlungen vor. „Nach 26 oder 27 Terminen schickten sie mich nach Hause", erinnert sich die damals 43-jährige Frau. „Ein Arzt sagte, ich sei austherapiert und solle mir noch eine schöne letzte Zeit machen." „Auf allen vieren" verließ Frau Osterland die Klinik in Offenbach. Zwei Jahre später kam die mittlerweile Frühpensionierte braungebrannt und gut gelaunt zur Kontroll-Laparoskopie. Derselbe Arzt, der sie einst entlassen hatte, brütete danach über dem Befund. Dann überreichte er ihr das Papier, als sei es eine Siegerurkunde bei einem Wettbewerb, und schüttelte ihr die Hand. „Ja, manchmal", murmelte er, „hilft sich der Körper selbst."

Aber Frau Osterland hat mitgeholfen. Sie hat sich mit Hyperthermie behandeln lassen, bei der betroffene Körperregionen mit Infrarotlicht künstlich bis knapp an 42 Grad erwärmt wurden.

Und sie hat Seminare des US-Psychoonkologen Carl Simonton besucht. Frau Osterland erzählte vom tiefen Erleben bei diesen Therapiesitzungen, in denen die Gruppe der Krebspatientinnen sich mit konkreten, bildhaften Vorstellungen auf die Heilung konzentrierte, und von der Kraft, die sie daraus bezog.

Carl Simonton war in den USA lange Jahre an der Medical School der Universität von Oregon Strahlentherapeut, also Berufskollege von Prof. Knocke. Er begnügte sich nicht mit dem Beschuss der Gewebe mit tötenden Strahlen und begann Untersuchungen, welche Patienten trotz ungünstiger Prognosen länger leben oder sogar wieder gesund werden. Simonton fand eine zentrale Gemeinsamkeit: Diese Patienten „waren der Meinung, dass sie Einfluss auf den Verlauf ihrer Erkrankung nehmen" – sei es, weil sie noch für ihre Kinder sorgen mussten oder andere Verpflichtungen fühlten, am Leben zu bleiben. „Die Patienten, denen es weiterhin gut ging, besaßen einen stärkeren Lebenswillen".

Simonton und seine Frau Stephanie beschäftigten sich mit den Ergebnissen der Motivationspsychologie – sie suchten nach Wegen, „den Glauben der Patienten in eine positive Richtung zu lenken" und begannen, mit einer Methode zu experimentieren, in der sich ihre Patienten zusätzlich zur konventionellen medizinischen Behandlung ihren Heilungsprozess mehrmals täglich intensiv vorstellten.

Die Überlegung war plausibel: Die meisten Menschen sind imstande, mit der Kraft ihres Willens Blutdruck oder Pulsfrequenz zu beeinflussen, wie etwa mit Biofeedback gezeigt werden kann. Warum sollte das beim Immunsystem nicht funktionieren?

Der erste Patient, den er mit dieser Methode behandelte, hatte für die Strahlentherapie eine ungünstige Prognose. Er litt an Kehlkopfkrebs, hatte bereits viel an Gewicht verloren und konnte kaum noch schlucken. Zu Simontons Überraschung wurde dieser Patient vollständig gesund. Doch am meisten erstaunte den amerikanischen Arzt, dass dieser Patient keine der sonst üblichen unerwünschten Nebenwirkungen der Strahlentherapie wie Schwächegefühle und Übelkeit zeigte.

„Im Wesentlichen ist die Visualisierung ein Zustand vollkommener Entspannung", beschreibt Simonton den Ansatz, „in dem sich der Patient das ersehnte Ziel oder Behandlungsergebnis bildlich vorstellt".

Carl Simonton ist überzeugt, dass Spontanremissionen wesentlich häufiger sind als allgemein angenommen. Er selbst habe im Laufe seiner Praxis eine ganze Reihe von solchen „wunderbaren Heilungen“ erlebt, „die es wert wären, ihnen einen Schrein zu errichten oder Pilgerreisen zu unternehmen“, wie es der Berliner Hypnotherapeut Werner Eberwein zusammenfasst. Doch für Simonton waren diese Heilungen nicht zufällig oder unerklärbar: „Keine von ihnen erfolgte spontan. Jeder liegt ein kausaler Zusammenhang zugrunde – nur sind wir heute noch nicht in der Lage, ihn zu verstehen“, vor allem deshalb, weil „wir die Wirkung geistiger und emotionaler Vorgänge auf den Körper“ nicht genügend berücksichtigen.

Simontons psychoonkologische Ansätze sind nicht esoterisch, er ist durchaus Pragmatiker. In seinem Behandlungsprogramm werden die Patienten ermutigt, herauszufinden, was ihnen bisher in ihrem Leben geholfen hat, emotionalen Schmerz und Hoffnungslosigkeit zu bewältigen, und trainiert, diese Fähigkeiten auf angemessene Weise auch auf ihre Krebserkrankung anzuwenden.

Eine psychologische Krebstherapie sollte sich laut Simonton auf die Verbesserung der Lebensqualität des Krebskranken konzentrieren, und die Behandlung soll der speziellen Verletzbarkeit von Krebspatienten Rechnung tragen. Es geht dabei darum, die Perspektive des Lebens ebenso wie die Möglichkeit von Sterben und Verlust einzubeziehen. Sich mit dem Tod zu beschäftigen, damit seinen Frieden zu finden und sich nicht unter allen Umständen an das Überleben zu klammern, sei wichtig für den Prozess der Genesung.

Dem Psychoonkologen geht es darum, die Hoffnung in die Möglichkeit der Heilung zu stärken. Ein entscheidender Punkt dabei ist die Abkehr von der statistischen Wahrscheinlichkeit als Prognose: Es soll die Überzeugung erwirkt werden, „dass wünschenswerte Dinge erreichbar sind, egal wie groß oder klein die Wahrscheinlichkeit dafür ist“. Eine gesunde Form der Hoffnung für Krebskranke ist laut Simonton nicht die Überzeugung, dass sie auf jeden Fall gesund werden, und schon gar nicht, dass sie ohne Hoffnung dem Tod ausgeliefert sind, sondern die Überzeugung, dass sie gesund werden *können*. Simonton geht davon aus, dass wir glauben können, was wir glauben wollen, und dass auch grundlegende Einstellungen relativ schnell und direkt veränderbar sind.

Das Grundprinzip der Vorstellungs-Arbeit, wie sie von Simonton gelehrt wurde (er ist 2009 verstorben, seine Frau arbeitet mit der Methode weiter), besteht darin, dass sich der Patient das gewünschte Ergebnis oder eine Bewegung in Richtung hin zum gewünschten Ergebnis mehrmals täglich auf eine Weise vorstellt, die für ihn persönlich passt.

Ansätze wie diese, aber auch etwa jene von Simontons Mentor Lawrence LeShan finde ich sehr ermutigend. Und sie können für durchaus viele Patienten begleitend zur konventionellen Behandlung die Heilungschancen erhöhen. Inzwischen werden im Ansatz vergleichbare Methoden des Mentaltrainings und der Autosuggestion in vielfältiger Form angeboten, die ähnliche Grundsätze befolgen wie Simonton.

Denn auch andere Studien und Versuche zeugen von der Kraft der Motivation und Überzeugung.

Hypnosetherapie, eine reine Mentaltechnik, zählt etwa beim Reizdarmsyndrom, an dem fast 20 Prozent der Bevölkerung leiden, mittlerweile zu den anerkannten Standardtherapien. Eine Forschungsgruppe aus Wien rund um Gabriele Moser konnte nachweisen, dass beim Reizdarmsyndrom Gruppenhypnose gepaart mit Medikamenten wirksamer ist als medikamentöse Standardtherapie allein.

Auch Meditationstechniken wie Yoga können tatsächlich das Immunsystem stärken und das Herz-Kreislauf-Risiko senken. Mit intelligenten Forschungsdesigns gelingt es den Medizinern allmählich, den Nachweis solcher Wirkungen zu erbringen.

Zum Beispiel am Klinikum Essen-Mitte. Im Dienst der Wissenschaft werden Freiwillige Stress ausgesetzt – um ihre Körperwerte messen zu können: Blut, Hormone, Cortisol. In einer drei Monate dauernden Studie wollten die Forscher herausfinden, ob Yoga tatsächlich hilft, und wenn ja, warum. Die Zeit, in der die Probanden es aushielten, ihre Hand in Eiswasser zu legen, diente als Parameter. Versuchsleiter Andreas Michalsen erklärt, warum: „Es ist schwierig, Stress zu messen, aber diese Techniken vor allem, die wir verwenden, die werden weltweit eingesetzt. Es geht ja auch darum, eine Vergleichbarkeit zu schaffen. Was kann ein Medikament, was kann Sport, was kann Yoga, und das heißt wir können unsere Ergebnisse dann in Vergleich zu anderen Verfahren einschätzen". Das Ergebnis: Yoga stärkt die Stressabwehr und damit das Immunsystem.

Ein anderer Test ist unangenehmer als das Eiswasser. Es werden mit Ultraschall Herzwerte gemessen. Eine Blutdruck-Manschette wird aufgepumpt, bis kein Tropfen Blut mehr durch die Arterie kommt. Dann wird gemessen, was in der Blutbahn passiert und wie schnell die Arterie wieder normal reagiert. Wenn ein Proband Yoga macht, hat er deutlich bessere Werte. Dr. Michalsen meint: „Das ist ein ganz klarer Frühindikator für die Gefäßverkalkung, für die Arteriosklerose. Je besser die Gefäße sich entspannen können nach so einem Stress, desto weniger sind sie gefährdet, später einen Herzinfarkt zu erleiden".

Die Heilkraft der Zuwendung

Ich bin überzeugt, dass die eigene Befindlichkeit wesentlich das Immunsystem beeinflusst. Daher ist es nur logisch, dass positive Stimmungen auch stärkend wirken. Inzwischen hat dieses alte Wissen auch die naturwissenschaftlich orientierte Medizin wieder entdeckt.

Schon Hippokrates vermutete, dass seelische Zustände die Gesundheit unmittelbar beeinflussen und dass bereits der Glaube an die Heilung wirksam sein kann. Der von ihm geprägte Begriff „Placebo“ bedeutet: Ich werde gefallen. Doch der Siegeszug der Naturwissenschaft in der Medizin ließ für Hunderte Jahre in der herrschenden Lehre nur noch Stoffliches und Messbares zu. Erst 1945 entdeckte ein Arzt durch Zufall den Effekt wieder. Der junge amerikanische Militärarzt Henry Beecher versah seinen Dienst im Zweiten Weltkrieg hinter der Front in Italien. Als ihm das Morphium ausging, spritzte er in seiner Verzweiflung den Schwerverwundeten Kochsalzlösung. Zu seinem Erstaunen wirkte die Injektion ohne Wirkstoff. Nach dem Krieg wollte er diesem Phänomen auf den Grund gehen und veröffentlichte zehn Jahre später die erste Studie zum Placeboeffekt. Unter dem Titel „The Powerful Placebo“ wertete er verschiedene Untersuchungen zu Kopfschmerzen, Schmerzen nach Operationen und Übelkeit aus. Er beobachtete, dass 35 Prozent der über 1000 Probanden auf das Placebo ansprechen. Bis heute ist „The Powerful Placebo“ eine der meistzitierten Studien.

Placebos, also der Glaube an Heilung, wirken tatsächlich. Sehr zur Verwunderung der meisten Mediziner, die dann achselzuckend von der Kraft der Einbildung, von Aberglauben und den Abgründen des simplen Gemüts sprechen. Dabei verdankt die

Medizin dem Placeboeffekt einiges von ihrem im Lauf der Jahrhunderte erworbenen guten Ruf. „Ärzte geben Medikamente, von denen sie wenig wissen, in Menschenleiber, von denen sie noch weniger wissen, zur Behandlung von Krankheiten, von denen sie überhaupt nichts wissen“, lästerte Voltaire zu Recht.

Tatsächlich hätte zu Voltaires Zeiten wohl kaum eine der damals gängigen Heilmethoden ein objektives Prüfverfahren überstanden. Bis weit in die Neuzeit beschränkten sich Behandlungstechniken in Europa darauf, den Patienten Abführmittel zu verabreichen, sie zum Erbrechen oder zum Schwitzen zu bringen, zu erschrecken, zu stechen oder mit Saugnäpfen und Blutegeln zu traktieren. Gerne inspirierten die Quacksalber ihre Patienten auch durch fantasievollen Einsatz von Eidechsenblut, Krokodilkot, Schweinezähnen und Froschsperma.

Erst in den 1950er-Jahren führte der britische Medical Research Council die erste placebokontrollierte Studie durch. An eine Gruppe Tuberkulosekranker wurden nach dem Zufallsprinzip Antibiotika oder Scheinmedikamente ausgegeben. Die Verwunderung war groß, als sich auch in der Placebogruppe bei den Schwerkranken Erfolge einstellten. Seither gilt ein neues Medikament nur dann als praxistauglich, wenn es die Ergebnisse des Placebos signifikant übertrifft.

Worauf die – seither tausendfach bestätigte – Wirksamkeit der wirkstofflosen Zuckerpillen im Detail basiert, wusste lange Zeit niemand zu sagen. Inzwischen aber konnten Forscher mittels Gehirnstromanalysen nachweisen, dass allein das Ritual der Behandlung und der Glaube an die Heilkraft einer Pille konkrete Reaktionen in den Zell- und Gewebestrukturen des Organismus auslösen können.

Was Iwan Petrowitsch Pawlow bei seinem Hund mit der Konditionierung durch ein Glockensignal erreichte, funktioniert auf vielfältige Weise auch beim Menschen. Neben der Ausschüttung körpereigener, morphiumähnlicher Substanzen sind inzwischen eine ganze Reihe weiterer Wirkmechanismen identifiziert worden: Von Placebos alarmierte Stressbremsen lassen allergische Hautausschläge verschwinden, placebogepuschte Kämpfer des Immunsystems besiegen Bakterien und heilen in der Folge hartnäckige Magengeschwüre aus. Über gezielte Hormon-Modulation begannen bei Menschen, die „nur“ ein Placebo erhielten, sogar Haare wieder zu wachsen.

Selbst die starken und durch Fehlschaltungen im Gehirn verursachten Symptome von Parkinson werden mit Medikamenten, die keinen Wirkstoff enthalten, deutlich gedämpft. Das Placebo löste überraschenderweise bei Parkinson-Patienten die gleichen Abläufe im Hirn aus, die das tatsächliche Medikament auch aktiviert hätte. Die Wissenschaftler fanden heraus, dass bereits die Erwartung einer Besserung durch das Medikament die Produktion der Nervenleiter-Substanz Dopamin im Hirn ankurbelte.

Das Gehirn ist der selbstständige, eigenwillige Apotheker des Körpers. Je nach persönlicher Erwartung und Empfindung und nahezu ohne Kontrollmöglichkeit durch den bewussten Verstand verteilt es seine Drogen im Organismus.

Demnach ist auch ein Medikament mit Wirkstoffen nie für sich allein wirksam, sondern wird von innen mit der Ausschüttung weiterer Wirkstoffe begleitet. Welcher Art diese Wirkstoffe sind, ob sie das zugeführte Mittel verstärken, überlagern oder blockieren, hängt von den Erwartungen und Erfahrungen des einzelnen Patienten ab. Hans Winkler, inzwischen emeritierter Pharmakologe an der Medizinischen Universität Innsbruck und als konsequenter Verfechter eines nur dem Wissen um Nutzen und Risiko von Arzneien verpflichteter Wissenschaftler einer meiner Lehrer, meinte: „Im Hirnstoffwechsel beeinflussen sich 50 Peptide, 30 Stoffe der Immunabwehr und 10 Neurotransmitter gegenseitig. Wer will da sagen, was jetzt vom Gehirn selbst initiiert und was von außen zugeführt wurde? Die Grenze zwischen Wirkstoff und Placebo verschwimmt total.“

Allerdings sind Placebos überaus launisch. Der US-amerikanische Medizin-Anthropologe Dan Molerman fand in einer

Meta-Analyse von 122 über den Globus verteilten Placebostudien gewaltige Unterschiede. So helfen Placebos beispielsweise 60 Prozent der deutschen Magenkranken, aber nur jedem zehnten Amerikaner. Molerman resümiert: „Anscheinend heilen Magengeschwüre kulturell höchst unterschiedlich."

So viel hat man jedoch herausgefunden: Scheinmedikamente wirken besser, wenn das von den Patienten empfundene Leid stärker ist, wenn die Schmerzen chronisch sind und wenn das Placebo möglichst spektakulär verabreicht wird. Werden die Pillen von der Schwester routinemäßig auf das Nachtkästchen gelegt, sind sie weniger potent, als wenn sie der Chefarzt höchstpersönlich überreicht. Zwei Tabletten wirken besser als eine einzelne Pille, rote Tabletten besser als weiße. Die Wirkung der grellsten Pille wird wiederum von der einer Injektion deutlich übertroffen.

Hochwirksam sind bisweilen auch Placebo-Operationen, selbst wenn beim Eingriff nichts Sinnvolles angestellt wird. In einer Versuchsreihe in Texas erhielten Patienten mit Kniegelenksschäden unter Vollnarkose drei kleine Schnitte zur Einführung laparoskopischer Mikroinstrumente. Die Gelenksschäden wurden daraufhin entweder tatsächlich ausgekratzt oder ausgewaschen oder gar nicht behandelt. Auch den nur scheinoperierten Patienten wurde aber mitgeteilt, dass man sie behandelt hätte. Zwei Jahre später wurden alle zur Nachkontrolle vorgeladen. Das Ergebnis der Scheinoperierten unterschied sich in keiner Weise von jenem der behandelten Patienten, sowohl was den Rückgang der subjektiven Schmerzempfindung als auch den objektiven Rückgang der Schwellung betraf.

Im Lauf der letzten Jahrzehnte beobachteten die Forscher eine langsame, aber stetige Zunahme der Placebowirkung. Auch die Ursachen wurden inzwischen gefunden. Die Forschungsprotokolle wurden immer aufwendiger, damit wurde aber auch die Zuwendung des medizinischen Personals zu den Patienten deutlich höher. Je intensiver sich die Ärzte um die Studienteilnehmer kümmern, desto höher ist die Wirksamkeitsrate der Placebos.

Mit dieser Erkenntnis über die heilsame Kraft der Zuwendung erscheint auch die ewig schwelende Diskussion um viele alternative Heilmethoden in einem neuen Licht. Die Behauptung „Alles nur Placebo" mag in vielen Fällen stimmen. Aber manche Placebos sind so wirksam, wie man es sich für viele Arzneimittel wünschen würde.

Ein deutsches Wissenschaftler-Team wollte es genauer wissen und untersuchte, wie der Placeboeffekt physiologisch zustande kommt. Ulrike Bingel und Christian Büchel aus Hamburg erzählten ihren Probanden, dass sie eine extrem wirkungsstarke Schmerzsalbe genauer untersuchen wollen. Dafür wurde eine Hand mit dieser Salbe bestrichen, auf die andere Hand kam eine Kontrollsalbe. In Wirklichkeit waren aber beide Salben identisch und ohne Wirkstoff versehen. Im Anschluss kamen die Versuchsteilnehmer in einen Kernspintomographen. Nun wurden mittels Laser abwechselnd beide Hände mit einem Schmerzimpuls versehen. Die Probanden empfanden auf der Hand mit dem vermeintlichen Schmerzmittel deutlich weniger Schmerz.

Die Auswertungen aus dem Kernspintomographen ergaben allerdings, dass der echte Schmerzimpuls gar nicht in der Großhirnrinde ankam. Teile des Frontalhirns sind somit an der Entstehung des Placeboeffektes beteiligt.

Damit war auch für enge Naturwissenschaftler bewiesen, dass ein Placebo nichts mit „Einbildung" zu tun hat, sondern tatsächlich auch körperliche Voraussetzungen hat. Jene Hirnregionen, die für die Produktion von Endorphinen, also körpereigenen Morphinen, verantwortlich sind, haben bei diesem Test eine besondere Rolle eingenommen. Daraus lässt sich schließen, dass Placebo-Schmerzmittel unter anderem eine Endorphin-Ausschüttung auslösen. Die Endorphine hemmen dann in den besagten Hirnregionen die Schmerzwahrnehmung.

Wie Seele heilt

Die enorme Wirksamkeit von Zuwendung ist die vielleicht wichtigste Lehre, die aus der Placeboforschung in den klinischen Alltag übernommen werden kann. Ärzte sollten sich das zunutze machen, und viele tun es auch. Keith Block etwa, seit 25 Jahren Krebsarzt und Leiter des Detroiter Block Medical Center, hat sie zum fixen Verhaltenskodex für seine Mitarbeiter gemacht: „Oft wirken schon ganz banale Regeln des täglichen Umgangs", fasst Block zusammen. „Die Patienten wollen ernst genommen werden, sie möchten, dass der Arzt sie beim Namen kennt, Zeit für sie hat und dass er sie anschaut, wenn er mit ihnen redet." Dinge, die im Massenbetrieb allzu oft als unwichtig und nicht durchführbar abgetan werden, oder als zwar wünschenswert, aber organisatorisch nicht machbar – beides hat für die Patienten keine guten Effekte.

Welche Teile des Immunsystems durch die Zuwendung aktiviert werden und auf welche Weise dies geschieht, ist immer noch Gegenstand von Spekulationen. Doch dass es so ist, davon mussten sich selbst die Hardliner der Organmedizin überzeugen lassen. So wies eine Gruppe von psychologisch betreuten Brustkrebspatientinnen in den USA eine doppelt so lange Überlebensrate auf wie die unbetreute Vergleichsgruppe.

Ähnliches zeigte sich in der Fünf-Jahres-Überlebensrate bei Hautkrebspatienten. Der langsame Entdeckungsprozess der Kommunikation zwischen Psyche und Körper begann vor genau 25 Jahren, als in einem Tierlabor der Universität Rochester im US-Bundesstaat New York plötzlich Ratten starben. Die Tiere hatten lediglich Zuckerwasser zu trinken bekommen – eine Nahrung, die sie normalerweise lieben und hervorragend vertragen. Allerdings wurde den Tieren in den ersten Tagen des Experiments nach jeder Gabe von Zuckerwasser ein Mittel gespritzt, das die Ratten nicht vertrugen. Ihnen wurde davon übel, gleichzeitig wurden dadurch ihre Abwehrkräfte geschwächt. Nach wenigen Tagen wurde diese gleichzeitige Verabreichung von Zuckerwasser und Ekelspritze beendet. Die Tiere hatten mittlerweile jedoch die Wirkung der Spritze auf das Zuckerwasser übertragen und einen direkten Zusammenhang zwischen Übelkeit und dieser Flüssigkeit hergestellt. Als die Spritze dann weggelassen wurde, reichte pures Zuckerwasser, um sie krank zu machen und zu töten. „Anscheinend konnte schon das kleinste Virus das Ende bedeuten", wunderte sich der Leiter des Experiments, der Biologe Richard Ader, „ihr Immunsystem war total am Boden." Gemeinsam mit dem Immunologen Nicholas Cohen schuf er den Erklärungsansatz für dieses Phänomen. Man konnte über Konditionierung, also einen rein psychischen Lernvorgang, ganz konkret den Zellstoffwechsel des Körpers beeinflussen. Die Psychoneuroimmunologie war geboren.

Die Kollegenschaft rümpfte zunächst nur die Nase. Jeder neue Versuch schlug aber eine kleine Schneise in den Dschungel der immunologischen Zusammenhänge. Schließlich ergab sich ein komplexes Bild der Vernetzung von Psyche und Körper, das auch die Skeptiker überzeugte. Das Zentralnervensystem greift über Hunderte verschiedener Hormone direkt in den Immunhaushalt ein. Erst die Wirkungsweise einiger weniger Hormone wie Cortisol, Adrenalin oder Noradrenalin ist halbwegs bekannt. Das Stresshormon Cortisol verlangsamt etwa im Laborversuch deutlich die Teilungsrate von Leukozyten. Mittlerweile wird Cortisol generell zur gezielten Dämpfung der Abwehrreaktionen, etwa in der Therapie von Autoimmunerkrankungen, eingesetzt.

Das Immunsystem kann aber auch von sich aus aktiv werden und Botenstoffe aussenden, um seinerseits dem Nervensystem rasch Informationen zukommen zu lassen. Diese Kontaktpunkte zwischen Abwehr und Nervensystem lassen sich mithilfe des Elektronenmikroskops überall im Gefäßsystem des Körpers feststellen. Nervenzellen und Lymphozyten docken aneinander an und sind so lange neutrale Nachbarn, bis von irgendeiner Seite ein Notfall gemeldet wird.

Wie sehr sich die Psyche auf den Körper auswirkt, zeigt ein origineller Versuch, den die Immunologin Ann Futterman von der University of Los Angeles mit Schauspielern unternommen hat. Zehn Dollar pro Stunde – für Hollywood-Verhältnisse nicht gerade eine fürstliche Gage – bezahlte Futterman ihren Versuchspersonen. Immerhin war die Bedingung für eine Teilnahme am Experiment, dass sie professionelle Schauspieler sein müssten. 14 gesunde, nicht drogensüchtige Männer mit einer durchschnittlichen Berufserfahrung von 12 Jahren wurden schließlich ausgewählt. Sie mussten sich kraft ihres Talents zunächst in einen depressiven, dann in einen euphorischen Gemütszustand versetzen. Anschließend sollten sie je eine – möglichst tief empfundene – Szene vorspielen. Davor, unmittelbar nach dem Spiel und nach einer Entspannungsphase von 20 Minuten wurden sie zur Ader gelassen und das Blut wurde im Labor auf alle denkbaren Immunparameter und Hormonkonzentrationen untersucht. Besonders zwei Ergebnisse waren bemerkenswert. Die Anzahl der natürlichen Killerzellen war nach der Spielphase bei beiden Gefühlslagen signifikant erhöht. Aussagekräftiger war aber ein weiterer Wert, der erstmals vorsichtige Aussagen über die längerfristigen Auswirkungen positiver und negativer Stimmungen möglich macht: Gemessen wurde das Wachstumspotenzial der Abwehrzellen, also so etwas wie die „Fitness der Immunabwehr". Dazu wurden die Zellen mit einer Nährflüssigkeit angesetzt und nach mehreren Tagen gezählt. Tatsächlich erwiesen sich jene Zellen, die nach der gespielten Euphorie entnommen worden waren, als deutlich lebendiger und wachstumsfreudiger. Nach der depressiven Szene hingegen war die Immunabwehr nachhaltig geschwächt. Futtermans Schlussfolgerung: „Positive Stimmungen haben einen verjüngenden Effekt auf wichtige Teile der Immunabwehr. Ihre Fähigkeit, sich schnell zu vermehren, wird bei positiven Stimmungen erhöht, bei negativem Gemütszustand verringert."

Kranke Häuser

All diese Ergebnisse hätten längst eine grundlegende Änderung der Organisationsstruktur der Krankenhäuser und der Art, wie Schwerkranke betreut werden, zur Folge haben müssen. Denn jeder Kranke braucht Wegbegleiter durch den Dschungel an Diagnosen, Unwägbarkeiten und Therapien. Wegbegleiter, die ihm beistehen, ihm Mut machen und an emotionalen Tiefpunkten zur Seite stehen, ihn bei der Mobilisierung der Selbstheilungskräfte unterstützen. Die Kraft der Empathie oder der Placeboeffekt – je nachdem wie man dieses hochwirksame Heilmittel nennen mag – müsste optimal genützt werden.

Davon ist leider zu selten die Rede.

Das beginnt bei der Konfrontation mit der Diagnose. Ich habe noch plastisch in Erinnerung, wie ich 2004 auf die „Befundbesprechung" wartete, nachdem mir eine Woche zuvor ein Darmpolyp in der Größe einer Marille rausgeschnitten worden war. Es war acht Uhr früh in der Ambulanz für Gastroenterologie in der Wiener Rudolfsstiftung. Auf den wenigen Klappstühlen hatten Menschen Platz genommen, die wie ich auf ihr Urteil warteten. Einige hatten Begleitpersonen mit, andere blickten allein hohl auf die gegenüberliegende Wand. Gleich daneben waren zwei Betten geschoben worden mit Patienten, die akut eine Gastroskopie benötigten. Sie röchelten und stöhnten.

Vor uns im Gang das übliche undurchschaubare Getriebe von Pflegern und Ärzten, die zielstrebig in die Ambulanz gingen und auch wieder aus den Behandlungsräumen kamen. Immer wenn die Tür aufging, ein unsicher fragender Blick aller – ist es jetzt so weit für mich? Ich hatte den Eindruck, ich werde wie alle anderen von Aufruf zu Aufruf immer kleiner.

Dann kurz der Aufruf, und nach einigen Minuten verließen die Betroffenen meist mit gesenktem Blick die Ambulanz. Als ich aufgerufen wurde, hatte ich das Privileg, eine einfühlsame Ärztin zu treffen. Aber auch das war eher eine Stakkato-Abhandlung als ein Gespräch. Für mich stand das ganze Leben auf dem Spiel, und das sollte sich nun in zwei, drei Minuten endgültig wenden? Warum gibt es für derlei lebenswichtige Momente nicht eigene Räumlichkeiten und Mediziner mit Ruhe und Zeit für die Fragen des Lebens?

Noch eklatanter wird es dann während der Therapie. Patienten werden durch die einzelnen Stationen und Abteilungen geschleust. Sie warten allein, sie begegnen mehr oder weniger gut gelaunten Hilfskräften, Pflegern und Ärzten, die sich auf ihre Teilaufgabe konzentrieren. Sie werden weitergereicht, liegen in den Betten. Betten, die in der Anzahl nicht nötig wären, die aber voll sind, weil sie der Aufbewahrung der Patienten dienen. Die liegen dann dort herum, um auf die gelegentlichen und schlecht organisierten Besuche der einzelnen Mediziner und deren Interventionen zu warten. Wenn man von der Visite und vom Operationstermin absieht, sind alle weiteren Termine einer Spitalsbehandlung ein Produkt von Verkettungen von Zufällen oder Umständen, die mit den Bedürfnissen des Betroffenen und oft auch mit den medizinischen Notwendigkeiten für ihn gar nichts zu tun haben. Der Anästhesist kommt um zwei oder drei oder vier, der Oberarzt um ein Uhr oder um drei, Terminmanagement unbekannt. Zu den Diagnoseapparaten wird man irgendwann geführt, um auch dort herumzuliegen oder sitzend zu warten, bis die dortige Warteliste abgearbeitet ist. Jedes medizinische Department arbeitet für sich an dem Organ oder mit dem Gerät, für das es vorgesehen ist, in dem Tempo, das dort sinnvoll erscheint. Nur für den Patienten ergibt es keinen Sinn.

Motivierende Betreuung ist fast unmöglich, wenn man von Glücksfällen absieht. Die Dutzenden Fragen während der beginnenden Behandlung bleiben fast immer unbeantwortet, die Ängste der Patienten bleiben ihre Privatsache.

Für Krebspatienten gibt es wohl überall einmal pro Woche einen Termin mit dem behandelnden Arzt. Auf diesen wartet der Betroffene geduldig auf den harten Ambulanzstühlen und oft stundenlang, um dann in Minuten zwischen – ohne Zweifel wichtigen – Telefonaten abgehandelt zu werden.

Aus Sicht der Ärzte und Pfleger sieht das sicher anders aus, sie hetzen von Notwendigkeit zu Notwendigkeit. Aber die Heilkraft der Zuwendung, des Aufbauens und Mutmachens bleibt so völlig auf der Strecke.

Ich selbst habe als Patient sicher das Privileg besonderer Aufmerksamkeit genossen und unter den geschilderten Missständen kaum gelitten. Aber ich bin traurig und manchmal auch zornig, wenn ich mit befreundeten Ärzten spreche. Sie sind engagiert, wollen das Beste und kapitulieren dennoch im System, werden selbst zu Mittätern der Demotivation und Isolation der Patienten, um deren optimale Heilungsbedingungen es ihnen eigentlich geht oder zumindest gehen sollte.

Patienten sind gut beraten, sich selbst Navigatoren durchs System und heilsame Betreuer zu suchen, was allerdings Geld kostet.

Heilt Religion?

Ich weiß: Wer auf die Frage „Wozu bin ich da?" keine befriedigende Antwort findet, hat von Anbeginn schlechtere Karten, auch was gesundheitliche Risiken und die Lebenserwartung betrifft. Wer Sinn findet, lebt gesünder und meist länger – das ist eine wissenschaftlich vielfach belegte Tatsache. Menschen, die Sinnhaftigkeit verspüren und ein klares Ziel im Leben sehen, sind sich selbst gegenüber aufmerksamer, liebevoller und neigen zu einer gesünderen Lebensführung.

Dabei ist es zweitrangig, was im Einzelfall als sinnstiftend empfunden wird. Ob jemand an einen von der Kirche gezeichneten Gott, die Natur als übergeordnete, alles regelnde Macht oder an das notwendige Ringen um Gerechtigkeit oder einfach an Liebe, Freundschaft und die Familie glaubt – in jedem Fall wird alles Tun und die meist unvermeidliche Unbill des Lebens anders empfunden. Anders ausgedrückt: Im Leben Sinn zu sehen, reduziert negativen Stress.

Die meisten wissenschaftlichen Studien über die Zusammenhänge von Religion und Gesundheit stammen aus den USA, wo christlicher Glaube in recht urwüchsiger Form weit verbreitet ist. Die meisten dieser Studien kommen zu eindeutigen Ergebnissen: So zeigten 79 von 100 Studien, dass religiöses Engagement dem gesundheitlichen Wohlbefinden dient, 13 bestritten das, 7 kamen zu keinem klaren Ergebnis, und nur in einer davon hieß es, dass eine religiöse Einstellung und Lebensführung der Gesundheit schade.

Vor allem in Europa wird dieser eindeutige Befund aber mit Skepsis gesehen. Tatsächlich fällt auf, dass viele der häufig zitierten Studien von religiösen Organisationen mitfinanziert wurden, einige davon weisen auch erkennbar methodische Schwächen auf oder basieren gar auf Betrug.

Eine der bekanntesten Studien zu diesem Thema stammt aus dem Oktober 2001, also zu einer Zeit, in der sich die USA noch im Schockzustand des 11. September befanden und Aufforderungen wie „pray for our nation“ zum täglichen Wortschatz gezählt werden konnten. Die „Columbia Prayer Study“ der Universität von Columbia erlangte aber nicht nur durch ihr verblüffendes Ergebnis Berühmtheit. Laut dieser Studie ist die Wahrscheinlichkeit, bei einer In-vitro-Fertilisation schwanger zu werden, doppelt so hoch, wenn für den Kindersegen gebetet wird. Ein Ergebnis, das selbst schon als „Wunder“ bezeichnet werden könnte.

Das Studiendesign war allerdings genauso abenteuerlich wie das Ergebnis. Demnach wurden die künstlichen Befruchtungen in Südkorea durchgeführt. Menschen in den USA, Kanada und Australien wurden angehalten, für bestimmte Frauen zu beten, ohne diese persönlich gekannt zu haben. Die Ergebnisse wurden im Anschluss in renommierten Fachzeitschriften veröffentlicht. Als Autoren zeichneten Kwang Cha, Rogerio Lobo und Daniel Wirth. Cha, ein südkoreanischer Reproduktionsmediziner, kündigte an der Columbia-Universität unmittelbar nach dem Erscheinen der Studie. Rogerio Lobo behauptet nach wie vor, nichts von dieser Studie gewusst zu haben, und Daniel Wirth entpuppte sich als ein vom FBI gesuchter Trickbetrüger. Er und sein Partner Joseph Howard, der auch als Studienmitarbeiter in Erscheinung trat, wurden wegen dem Ergaunern von mehreren Millionen Dollar zu längeren Gefängnisstrafen verurteilt. Howard erhängte sich in der Haft. Allerdings ist die „Columbia Prayer Study“ als eine Fälschung entlarvt – für die renommierte Columbia-Universität ein großer Imageverlust.

Dass viele Ergebnisse der US-Studien trotzdem stimmen könnten, räumen aber auch die Skeptiker ein. Es ist plausibel, dass Menschen, die an einen gütigen Gott, eine andere positive Kraft oder einfach an einen tieferen Sinn des Lebens glauben,

Lebenskrisen besser bewältigen und weniger oft depressiv werden. Und wenn doch, dann erholen sie sich deutlich schneller als andere davon. Das haben auch die Forscher am National Institute For Healthcare Research in den USA bestätigt, die alle verfügbaren Studien auf den Zusammenhang zwischen religiöser Überzeugung und psychosomatischen Krankheiten ausgewertet haben. Ihr Fazit: Tiefer Glaube kann Stress reduzieren und wirkt daher vorbeugend. In 84 Prozent der untersuchten Fälle wirkte sich Gläubigkeit positiv aus, in 13 neutral, und nur bei 3 Prozent erwies sie sich als gesundheitsschädlich.

Ein weiterer Faktor, der sich auch unabhängig vom religiösen Zusammenhang als gesundheitsförderlich erwiesen hat, ist das Leben in der Gemeinschaft. Untersuchungen zeigen, dass sich religiöse Menschen öfter ehrenamtlich und sozial engagieren als andere. Und die christliche Lehre, dass Geben seliger ist als Nehmen, lässt sich auch wissenschaftlich beweisen. Studien belegen, dass Menschen mit hohem sozialen Engagement, die etwa auch freiwillige Sozialarbeit leisten, auch über einen langen Zeitraum glücklicher und gesünder sind als der Durchschnitt.

Wie in diversen amerikanischen Untersuchungen zeigte sich auch bei einer Langzeitstudie, die in Deutschland durchgeführt wurde, dass Männer auch gesundheitlich in erheblichem Ausmaß von einem regen Sozialleben profitieren – für Frauen erwies sich das aber als wahres Lebenselixier. Während Männer, die isoliert und eigenbrötlerisch lebten, ein um 60 Prozent erhöhtes Sterberisiko hatten, stieg dieses Risiko bei Frauen gleich um rekordverdächtige 270 Prozent.

In einem Punkt sind sich amerikanische wie europäische Forscher einig: Wer bereits im Diesseits vom Glauben profitieren will, darf nicht auf den Jüngsten Tag warten, sondern muss ihn bereits im Alltag leben. So erreichten in einer deutschen Langzeitstudie jene, die zwar gläubig waren, es aber nicht schafften, eine positive Grundstimmung im Leben zu finden, nur ein Durchschnittsalter von 57 Jahren. Atheisten, die gut und gerne lebten, wurden mit im

Schnitt 76 Jahren schon deutlich älter. Noch viel länger lebten freilich jene, die eine intensive wohltuende Gottesbeziehung hatten, gleichzeitig aber auch im Hier und Jetzt positiv und hoch motiviert lebten. In dieser Gruppe lag das Durchschnittsalter bei 87 Jahren.

Nichtsdestotrotz hielten die christlichen Kreise der USA an ihrer Theorie fest, dass schon allein das Gebet einen entscheidenden Einfluss auf die Genesung der Patienten haben muss. Ein weiterer Versuch wurde von evangelikaler Seite initiiert. Diesmal mit einem transparenten, wissenschaftskonformen Studiendesign. 1800 Bypass-Patienten, knappe zehn Jahre Studienzeit, zahlreiche Wissenschaftler, etwa von der Harvard Medical School oder der Mayo Clinic in Rochester, wurden für die Studie „Step", die „Study of the Therapeutic Effects of Intercessory Prayer" herangezogen. Die „Step"-Forscher Herbert Benson und Jeffrey A. Dusek arbeiteten mit drei unterschiedlichen christlichen Gemeinden für ihr Projekt zusammen. Christen in Massachusetts, Minneapolis und Missouri beteten für die Bypass-Patienten, von denen sie bloß den Vornamen kannten. Die Art des Gebets durften die Gläubigen frei wählen. Einzige Bedingung: Das Gebet musste die Bitte um „eine erfolgreiche Operation mit einer schnellen gesundheitlichen Genesung und ohne Komplikationen" enthalten.

Die Forscher teilten die Patienten in drei Gruppen von jeweils rund 600 Operationskandidaten auf: Für die erste Gruppe wurde zwar gebetet, die Patienten wussten darüber aber nicht Bescheid. Für die Mitglieder von Gruppe zwei wurden keine Fürbitten gesprochen. Die 600 Probanden der dritten Gruppe schließlich wurden in die Gebete eingeschlossen und darüber in Kenntnis gesetzt.

Die Ergebnisse waren überraschend: Während in Gruppe eins und zwei kaum Unterschiede auftraten (52 Prozent Komplikationen beziehungsweise 51 Prozent), hatte die dritte Gruppe mit 59 Prozent Komplikationen einen signifikant schlechteren Verlauf. Die Autoren räumten in Bezug auf die Wirkung der Gebete ein, dass „kein Einfluss auf die komplikationsfreie Genesung bestehe". Vor allem der Blick auf die dritte Gruppe ließ die gläubigen Initiatoren verzweifeln: „Hier ist die Datenlage kontra-intuitiv", schreibt Mitchell W. Krucoff von der Duke University. „Die Annahme, die dem Analyseplan zugrunde lag, war, dass heimliches Beten effektiv und nicht verheimlichtes Beten noch effektiver wäre." Offenbar ist jedoch das Gegenteil der Fall. Die Studienautoren vermuten nun, dass in Gruppe drei das Wissen um das Gebet einen negativen Leistungsdruck, der die Genesung behinderte, verursacht haben könnte. Möglich auch, dass die Information, dass andere Menschen für sie beten, die Vermutung, es stünde schlecht um die eigenen Chancen und damit eine andere negative Stressreaktion ausgelöst hat.

Studien über den Zusammenhang von Glauben und Gesundheit werden auch in Europa durchgeführt. Und ähnlich wie in den USA gehen auch hier die Wissenschaftler von der Annahme aus, dass gläubige Menschen in gesundheitlich besserer Verfassung sind als die Durchschnittsbevölkerung. Bernd Krämer, Oberarzt an der Psychiatrischen Poliklinik des Universitätsspitals Zürich, ist der Leiter einer Studie. Er untersuchte 328 Schweizer Kirchgänger, die allesamt in den letzten Jahren ein belastendes Erlebnis zu verarbeiten hatten, sei es eine schwere Krankheit, einen Todesfall oder ein Trauma. Der Forscher rechnete damit, dass diese Menschen seltener unter Angst und Depressionen leiden würden. Doch das Gegenteil war der Fall. „Wir haben starke Anzeichen dafür, dass ein negatives Gottesbild zu psychischen Problemen führen kann", sagt Bernd Krämer. „Es hat uns sehr überrascht, dass Religiosität nicht in Verbindung mit weniger Depression und Angst gebracht werden konnte."

Entscheidend dafür, ob der Glaube für die Gesundheit zuträglich ist oder nicht, ist nach Angaben der Schweizer Wissenschaftler nicht der Glaube, sondern das Gottesbild der Kirchgänger. „Sehen sie Gott positiv, als gütigen Vater, der ihnen in schwierigen Lebensphasen beisteht, kann der Glaube die Psyche unterstützen. Wer aber ein negatives, strafendes Gottesbild hat, hat es viel schwieriger, mit belastenden Lebenssituationen umzugehen."

Geist heilt – was tun Geistheiler?

Die Placebo-Forschung hat eines gezeigt: Zuwendung ist ein Zaubermittel, das aus einem chemischen Nichts einen biologischen Vorgang erzeugt. Aber geht die Wirkung der Geistheiler über den Effekt der Placebos hinaus?

Es gibt sie in jeder Kultur, jene Menschen, die meinen, über besondere Kräfte zu verfügen und die mit diesen Fähigkeiten diagnostizieren und behandeln. Im ländlichen Alpenraum heißen sie „Wender". Der „Wender" versucht auf geistigem Wege, die Krankheit „abzuwenden". Viele Wender behelfen sich dabei des Mondzyklus (abnehmender und zunehmender Mond), wobei Vollmond und Neumond besondere Tage sind. Das „Wenden" wird nicht nur bei Menschen, sondern auch bei Tieren praktiziert.

Im Islam heißen sie Hoca, und auch von diesen Heilern praktizieren etliche im deutschen Sprachraum.

Dazu kommen Hunderte „neo-schamanische" Heiler, die eher eine Subkultur im urbanen Raum darstellen – aufgrund einer Globalisierung der Heilverfahren, wobei oft die Einflüsse verschiedener fernöstlicher Religionen und Philosophien vermischt werden.

Ich bin skeptisch, aber ich habe selbst schon erlebt, dass es Energien gibt, die wir nicht messen können. Ich war nicht wenig erstaunt, als mir ein traditioneller TCM-Mediziner in einer chinesischen Provinzstadt, den ich bei Dreharbeiten für einen Film über die Geschichte der chinesischen Medizin besuchte, nach einem kurzen Tasten auf meinen Puls meine ganze schon damals nicht mehr kurze Krankengeschichte exakt erzählte. Auch die des Tonmannes konnte er genau identifizieren, obwohl es keine äußerlichen Anzeichen gab.

Viele Menschen wenden sich auch bei uns nach wie vor an Heiler, und kaum jemand spricht darüber. Martha schon. Wir waren Ende der 1970er-Jahre kurz ineinander verliebt und haben uns nie ganz aus den Augen verloren. Als Psychotherapeutin und Ärztin hat sie sich einen Ruf als brillante Analytikerin erarbeitet, ihr kühler Intellekt ließ nichts Unüberprüftes, wenig Rationales gelten. Aber sie gehört auch zu jenen raren Therapeuten, die sich sehr genau mit der Evaluierung von komplementärmedizinischen Verfahren beschäftigen.

Als ich erfuhr, dass sie an Krebs erkrankt ist, mit Metastasen überall im Bauchraum, habe ich zunächst nicht gewagt, sie zu kontaktieren. Ich hatte sie lange nicht gesehen, wusste nicht, woran und wie anknüpfen. Dann hatten wir beruflich Kontakt, und sie hatte mir auf mein Nachfragen nur kurz mitgeteilt, dass sie sich weitgehend zurückzieht und sich melden wird.

Erst nach meiner Strahlentherapie habe ich sie wieder getroffen.

Martha hat nicht nur überlebt, sie ist gesund. Sie hat gekämpft, erzählt sie mir gelassen. Sie hat nach der Operation und Chemotherapie, die sie als schulmedizinisch nahezu hoffnungslosen Fall hinterlassen haben, ihr persönliches Arsenal an Rettungsmaßnahmen eingesetzt: eine Fiebertherapie – wie Armin Schütz und auch Frau Osterland, eine dendritische Zelltherapie und eine Geistheilerin.

Was die überraschende Wende gebracht hat, weiß Martha nicht. Aber die Geistheilerin – sie habe ihre besondere Kraft durch Zufall entdeckt – habe ihre Grundhaltung schon entscheidend beeinflusst. Ich notiere mir die Telefonnummer.

Edzard Ernst, inzwischen emeritierter Inhaber des Lehrstuhls für Komplementärmedizin an der University of Exeter und Mitautor meines Buches über Alternativmedizin, leugnet seine Vorbehalte gegen das Phänomen Geistheilen nicht: „Aber wir kommen an der Tatsache nicht vorbei, dass es in England etwa 22.000 niedergelassene Ärzte gibt und 14.000 Heiler!“, erzählt der alte Wegbegleiter, der schon beim kritischen Ratgeber „Bittere Naturmedizin“ Mitautor war und eine englische Ausgabe des Buches herausbrachte. Seit 1985 bezahlt der Britische Nationale Gesundheitsdienst Geistheiler, wenn sie von einem Arzt verordnet werden.

Um zu untersuchen, ob diese „healers“ mehr als Placeboeffekte vermitteln, teilte Ernst chronische Schmerzpatienten nach dem Zufallsprinzip in vier Gruppen auf. Eine wurde von Geistheilern betreut, eine andere von Schauspielern, die sich als Geistheiler ausgaben und deren Aktionen imitierten. In der dritten Gruppe saß der Heiler in einer Kabine – durch eine undurchsichtige Scheibe, einen Spiegel, getrennt von den Patienten. Bei der vierten Gruppe gab es auch diesen Spiegel, aber die Kabine war leer, das Anfangsritual wurde gleich wie bei allen anderen Gruppen von Schauspielern durchgeführt und ein Tonband in der Kabine sorgte mit Atemgeräuschen und Stuhlrücken für das Gefühl, es säße da jemand.

Zu jeder der insgesamt acht Sitzungen mussten die Patienten, die zum Teil in Rollstühlen saßen, ins Souterrain hinuntergetragen werden. „Nach der Hälfte der Zeit“, berichtet Ernst, „musste ich feststellen, dass mir einige dieser Patienten nun auf ihren eigenen Beinen begeistert entgegenkamen.“ Sie bedankten sich überschwänglich für die Chance, an dieser Studie teilzunehmen.

Noch immer ist dem aus Deutschland stammenden Intellektuellen Ernst anzumerken, dass ihm die Vorstellung, die „healings“ könnten funktioniert haben, nicht geheuer ist. Und sein wissenschaftliches Weltbild wurde denn auch zum Ende der Untersuchung wieder gerade gerückt: „Es gab Spontanheilungen“, beharrt Ernst darauf, offenbar wirksame Zeremonien nicht anzuerkennen und deren Ergebnis als „spontan“, also ohne erkennbare Ursache zu bezeichnen, „aber zum Schluss kam heraus, dass deren Zahl in allen vier Gruppen gleich groß war, leicht erhöht sogar in der Gruppe, wo niemand hinter dem Spiegel saß …“

Placebo, Zuwendung, Wunder? Vielleicht ist es egal, wie wir Heilkraft jenseits des bisher biochemisch Verstandenen nennen. Wichtiger ist es wohl, zu erforschen, unter welchen Bedingungen ein Kranker und sein Gegenüber gemeinsam fähig sind, solche Wunder zu vollbringen.

Es gibt inzwischen viele Dutzend unterschiedlicher Therapieangebote, welche die Selbstheilungskräfte der Patienten stärken wollen. Dass so wenig über deren Effizienz bekannt ist, ist wohl eher ein Zeichen für die Schwäche derer, die sich der Überprüfung medizinischer Verfahren verschrieben haben, als ein Zeichen für die Ineffizienz der Methoden selbst.

Und auch bei vielen Ergebnissen, die solche Mentalverfahren oder andere als „bloßes Placebo" abwerten, ist Skepsis angebracht.

Ich finde es interessant, dass ausgerechnet die Medizin – eine lediglich an Naturwissenschaft orientierte und mit Hunderten Ungenauigkeiten versehene Disziplin – ihre Ergebnisse viel weniger reflektiert als andere Sparten der Naturwissenschaft.

Von der Physik lernen

Aber die Frage, ob es Menschen gibt, die mit besonderen Kräften die Selbstheilungskräfte anderer Menschen besonders beeinflussen können, ist auch mit klug entwickelten Studien wie jener von Prof. Ernst nicht wirklich beantwortet.

Die Physik ist in manchen Belangen anderen Naturwissenschaften voraus. Der Medizin, die man nicht als Naturwissenschaft bezeichnen kann, ist sie weit voraus.

Physiker haben inzwischen mit Versuchen bewiesen, dass Information durch Beamen ohne konkreten Weg von einem Ort zum anderen gelangen kann.

Wieso soll es dann nicht Wege der Übertragung von Informationen oder Energie von einem Menschen zu einem anderen Menschen geben, die wir nicht fassen und nicht messen können?

Über die Aussagekraft von Messungen hat die Physik ebenfalls Bemerkenswertes zutage gefördert. Seit mehr als hundert Jahren lehrt uns die Quantenphysik, dass schon allein der Blick auf das Geschehen die Realität formt, oder eben verformt, je nach Blickwinkel.

Das „Doppelspaltexperiment" belegt das vielfältig:

Bei diesem Doppelspaltexperiment lässt man Licht auf eine Blende mit zwei Schlitzen fallen. Auf einem Beobachtungsschirm hinter der Blende zeigt sich dann ein Interferenzmuster aus hellen und dunklen Streifen.

Das Experiment kann aber nicht nur mit Licht, sondern auch mit angeblich festen Teilchen wie etwa Elektronen durchgeführt werden, auch mit Atomen und sogar mit Viren wurde es bereits wiederholt. Schickt man einzelne Elektronen nacheinander durch den offenen Doppelspalt, erscheint auf der dahinterstehenden

Fotoplatte ein streifenförmiges Interferenzmuster, das keinerlei Information über den Weg, den das Elektron genommen hat, enthält.

Obwohl jedes Elektron einzeln durch einen der beiden Spalten zu laufen scheint, baut sich am Ende ein wellenartiges Interferenzmuster auf, als ob sich das Elektron beim Durchgang durch den Doppelspalt geteilt hätte, um sich danach wieder zu vereinen. Hält man aber einen Spalt zu oder beobachtet man, durch welchen Spalt das Elektron geht, verhält es sich wie ein ganz normales Teilchen, das sich zu einer bestimmten Zeit nur an einem bestimmten Ort aufhält, nicht aber an beiden gleichzeitig. Je nachdem also, wie man das Experiment ausführt, befindet sich das Elektron entweder an Ort A oder an Ort B oder an beiden gleichzeitig.

Interessant ist das Experiment vor allem deswegen, weil alle Materie schlussendlich aus verdichteter Energie besteht. Man könnte den Schluss daraus ziehen: Erst durch den Betrachter nehmen die Dinge Gestalt an. Oder: Realität ist das, was wir daraus machen.

Lange Zeit war man aufgrund dieses Experiments der Meinung, dass jeder Bestandteil der Natur sowohl Teilchen- als auch Wellencharakter hat und es nur vom Beobachter abhängt, welchen Charakter er gerade sieht.

In jüngster Zeit haben allerdings weitere Experimente ergeben, dass diese verschiedenen Erscheinungsformen der Materie ineinander überführbar sind. Das bedeutet, dass man von einer Form in die andere schalten kann – und unter bestimmten Bedingungen wieder zurück. Diese Klasse von Experimenten nennt man Quantenmarker und Quantenradierer. Sie haben in den letzten Jahren an Atomen und Photonen und seit Jüngstem auch an Elektronen gezeigt, dass es ein Nebeneinander von „Sowohl-als-auch“ und „Entweder-oder“ für alle Formen der Materie gibt, also eine Grauzone der Komplementarität. Es gibt also Experimente, in denen die Materie sowohl als Welle, aber auch als Teilchen gleichzeitig in Erscheinung tritt.

Mehr leben

Im April 2011, eineinhalb Jahre nach der Diagnose Krebs beträgt der PSA 1,2. Das Ergebnis meiner „Transrektalen Sonographie mit Echosignalverstärker und Elastographie" bei Prof. Frauscher ergibt wieder „keine pathologischen Veränderungen im Bereich des Tumors und keine Anhaltspunkte für das Auftreten eines Zweittumors". Frauscher und ich nutzen die Aufenthalte zur Untersuchung stets intensiv zu Gesprächen. Heute geht es um die Bedeutung der persönlichen Betreuung der Patienten. Ja, das habe er selbst bei seinem Schwiegervater erlebt, erzählt er. Bei dem sei 2004 ein Krebs der Bauchspeicheldrüse mit Metastasen in der Leber entdeckt worden. Der Krebs war nicht mehr operabel, die Hoffnung nach den geltenden Standards praktisch null. Er habe den Schwiegervater gecoacht, ihm Mut gemacht, erzählt Frauscher. Kollegen vermittelten den Patienten in eine Liverpooler Klinik, wo mit Antikörpertherapie experimentiert wurde. Seit 2006 ist kein Krebs mehr feststellbar, sagt Frauscher, und es klingt, als glaube er fest daran, dass die persönliche Betreuung und die Therapie gleichermaßen ausschlaggebend waren. „Ich muss wieder einen Patienten auflegen", nutzt Schwester Charlotte, die unserer Unterhaltung ruhig, aber aufmerksam folgte, eine kurze Gesprächspause. Ich verabschiede mich.

Drei Monate später, im Juli, steigt der Tumormarker, der eigentlich ein Entzündungsmarker ist, auf nahezu das Doppelte an, 2,2. Das kann schon vorkommen, es gibt immer wieder kurzfristige Entzündungsreaktionen, meint dazu Prof. Knocke ruhig, wir müssen abwarten und beobachten.

Ich bin etwas beunruhigt, aber meine Psychotherapeutin bringt mich zu einer Art Dialog mit meinem Unterleib. Ich spüre meine Prostata. Zunächst spüre ich die gequälten Reaktionen auf die wuchtige Therapie, dann ein Gefühl des Einrollens, wie ein Embryo, ein kleines Organ, das eigentlich nur Ruhe haben will.

„Ihre Prostata ist aber sehr klein", sagt zwei Wochen später, am 5. Oktober 2011 Prof. Frauscher. Und der Bereich, wo früher der Tumor war, ist nach wie vor weniger durchblutet als der Rest, keine Spur von Krebs zu sehen. Fast auf den Tag genau sind seit dem ersten massiven Verdacht zwei Jahre vergangen.

Der PSA ist wieder bei 1,4, ein nahezu jugendlicher Wert.

Ich treffe Prof. Knocke zum Routine-Quartalstermin und wir plaudern fröhlich über die Zukunft. Vielleicht gelingt es, aus der Kette der Krebserkrankungen, die mich die letzten sieben Jahre begleiteten, auszubrechen. Vielleicht trügt mein neues Selbstgefühl nicht, und das Immunsystem wird mit meinem täglichen Krebs die nächste Zeit fertig. Immerhin, sagt Knocke, außer Darmkrebs befallen Menschen, die an Prostatakrebs erkrankt sind, kaum andere Tumorarten zusätzlich in auffälliger Häufigkeit. Ich müsse selbstverständlich mit dem Risiko des Wiederauftretens, des Rezidivs, rechnen, fügt er gleich hinzu, doch das klingt im Moment nur noch wie der rasche Pflichtsatz zur korrekten Aufklärung von Patienten, ich spüre auch bei ihm eine optimistische Einschätzung.

Inzwischen erfahren die Elastographie und die Darstellung von Gewebe und Blutgefäßen der Prostata mit dem Echosignalverstärker international immer mehr Aufmerksamkeit. Gerade bei der Nachbetreuung von Patienten, die mit radioaktiven Partikeln innerhalb der Prostata therapiert wurden, hat sich die Genauigkeit in Vergleichsstudien in den USA als sehr hoch herausgestellt.

Schon einige Wochen vor der bislang letzten Untersuchung – fast auf den Tag genau zwei Jahre nach der ersten Verdachts-Diagnose „Krebs" – habe ich in mir eine fließende Veränderung verspürt. Noch mehr Ruhe und Gelassenheit, eine positivere Beziehung zu meinem Körper. Ich treibe wieder mehr Sport, gehe auf Radtouren, steige auf Berge, besuche den Goldkurs der Tanzschule, tanze auf Festen bis in die Morgenstunden.

Manchmal reagiere ich für mein Gefühl viel zu impulsiv, die Emotionen poltern geradezu aus mir heraus, ungefiltert und daher auch oft „sachlich nicht gerechtfertigt“. Aber ich beobachte das milde mit einer Art Schmunzeln und meine Therapeutin ist zufrieden mit diesem Anzeichen, dass da Blockaden gelöst wurden.

Die Schmerzen beim Heben und Gehen sind seit etlichen Wochen weg, auch das Brennen beim Wasserlassen ist nur noch selten mehr als Erinnerung. Unverwundbar fühlt sich mein Körper nicht mehr an, das wird er wohl auch nicht mehr, aber kräftig, und das tut gut.

Die wohlwollenden Dialoge mit meinen Gefühlen während der Psychotherapie setzen sich im Alltag fort, eines Tages stellt sich ein Gefühl ein, als würde eine große Flügeltür geöffnet, dahinter erschließt sich wieder das Leben eines Gesunden, strahlen positive Empfindungen.

Ich will mehr leben, das Leben mehr genießen, erlebe innige Freude auch in vielen Alltagssituationen, ich fühle mich irgendwie auch wieder gesund.

Ich erinnere mich an die Worte von Martha, der geheilten unheilbar kranken Krebs-Patientin: „Krebs haben macht verrückt, das dauert Jahre“.

Ja, das habe ich zwei Jahre lang erlebt, aber nun scheint das Leben wieder gerade gerückt.

Vielleicht, nein sicher anders, intensiver als davor.

Literatur

Abel, U.: Die antineoplastische Wirkung pyrogener Bakterientoxine, Tumorzentrum Heidelberg 1986

Beinfeld, Harriet, Efrem Korngold: Traditionelle Chinesische Medizin, München 2002

Bengel, J., Strittmatter, R., Willmann, H.: Was erhält Menschen gesund? – Antonovskis Modell der Salutogenese, Bundeszentrale für gesundheitliche Aufklärung, BzgA Köln, Forschung und Praxis der Gesundheitsförderung, Band 6, Fachheftreihe der BzgA, Köln 1998

Domenighetti, G.: Does Provision of an Evidence-Based Information Change Public Willingness to Accept a Screening Test?, Lausanne 1999

Ehgartner, Bert: Die Lebensformel, Sieben Voraussetzungen für ein glückliches langes Leben, Hoffmann und Campe, Hamburg 2004

Gänsbacher, Gerd: Warum erkranken Menschen an Krebs?, Bozen 2011

Glasser, Otto: The Discovery of Roentgen Rays and Radium Rays, in: George T. Pack and Edward M. Livingston (ed.), Treatment of Cancer and Allied Diseases, Paul B. Hoeber, New York 1940

Grönemeyer, D.: Mensch bleiben, High-Tech und Herz – eine liebevolle Medizin ist keine Utopie, Herder Verlag, Freiburg i. Br., Basel, Wien 2003

Hanifle, Thomas: Claus Gatterer. Ein Einzelgänger, ein Dachs vielleicht; Tagebücher 1974–1984; Edition Raetia 2011

Hirshberg, Caryle, Marc Ian Barasch: Unerwartete Genesung, München 1995

Horne, J.: Time to wake up to the facts about sleep. New Scientist (Bd. 200), Oktober 2008

Hübner, Jutta: Aloe, Ginkgo, Mistel & Co, Ergänzende Wirkstoffe in der Krebsbehandlung, Stuttgart 2011

Hübner, Jutta: Diagnose Krebs ... was mir jetzt hilft: Mit Geleitworten von Prof. Werner Hohenberger, Deutsche Krebsgesellschaft/Dr. Rolf-Ulrich Schlenker, Barmer GEK, Stuttgart 2011

Illich, I.: Die Nemesis der Medizin, Becksche Verlagsbuchhandlung, München, 4. Auflage 1995

Kappauf, Herbert: Wunder sind möglich – Spontanheilungen bei Krebs, Freiburg i. Br. 2003

Kickbusch, I.: Die Gesundheitsgesellschaft – Megatrends der Gesundheit und deren Konsequenzen für Politik und Gesellschaft. Verlag Gesundheitsförderung, Hamburg 2006

Klose-Ullmann, Barbara: Mein Körper sagt mir, er will nicht mehr tanzen. Krankheit als Signal und Chance, München 2003

Kölmel, K.F., Abel, U., Kuhn, B., Vehmeyer, K., Wieding, J.U.: Behandlung des metastasierenden malignen Melanoms mit einem Endotoxin enthaltenden Bakterienlysat – Ergebnisse einer Pilotstudie, in: Waclawiczek, H.W. et. al. (Hrsg.): Das Maligne Melanom – Derzeitiger Stand in Diagnose und Therapie, Berlin 1991

Langbein, Kurt, Bardehle, P.: Entdecker der Wellness im alten China, Indien und Rom, Wien 2008

Langbein, Kurt, Bert Ehgartner: Das Medizinkartell, München 2002

Langbein, Kurt, Christian Skalnik: Leben verlängern – um welchen Preis, Wien 1996

Langbein, Kurt, Ellis Huber: Die Gesundheitsrevolution, Berlin 2004

Langbein, Kurt, Hans-Peter Martin, Hans Weiss, Roland Werner: Gesunde Geschäfte – die Praktiken der Pharma-Industrie, Köln 1981

Lerner, Michael: Krebs – Wege zur Heilung, München 1994

LeShan, Lawrence: Diagnose Krebs – Wendepunkt und Neubeginn, Stuttgart 2010

LeShan, Lawrence: Psychotherapie gegen den Krebs: Über die Bedeutung emotionaler Faktoren bei der Entstehung und Heilung von Krebs, Stuttgart 2008

Maoshing Ni: Der Gelbe Kaiser, das Grundlagenwerk der Traditionellen Chinesischen Medizin, Frankfurt a. M. 2005

McKeown, T.: Die Bedeutung der Medizin, Suhrkamp Verlag, Frankfurt a. M. 1982

Meerwein, Fritz, Walter Bräutigam: Einführung in die Psychoonkologie, Bern 1998

Mukherjee, Siddhartha: The Emperor of all Maladies – a Biography of Cancer, New York 2010

Nussenzweig, Michael C.: Ralph Steinman (1943–2011), in: Nature, Band 478, 2011, S. 460

Ornish, Dean: Revolution in der Herztherapie, Kreuz Verlag, Stuttgart 1992

Ravata, D. et al.: Using Pedometers to Increase Physical Activity and Improve Health. Stanford University Medical Center, JAMA 2007

Rosenbladt, B. (Hrsg.): Freiwilliges Engagement in Deutschland. Ergebnisse der Repräsentativerhebung 1999 zu Ehrenamt, Freiwilligenarbeit und bürgerschaftlichem Engagement, Kohlhammer-Verlag, Stuttgart 2000

Rüegg, Johann C.: Gehirn, Psyche und Körper, Neurobiologie von Psychosomatik und Psychotherapie, Stuttgart 2011

Schubert, Christian: Psychoneuroimmunologie und Psychotherapie, Stuttgart 2011

Simonton, Carl O., Stephanie Matthews Simonton, James Creighton: Wieder gesund werden. Eine Anleitung zur Aktivierung der Selbstheilungskräfte für Krebspatienten und ihre Angehörigen, Reinbek bei Hamburg 2001

Tschuschke, Volker: Psychoonkologie. Psychologische Aspekte der Entstehung und Bewältigung von Krebs, Stuttgart 2006

Uexküll, Th. v., Wesiack, W.: Wissenschaftstheorie und psychosomatische Medizin, ein bio-psycho-soziales Modell, in: Uexküll, Th. v. (Hrsg.): Psychosomatische Medizin, München, Wien, Baltimore 1990

Wild, Claudia, Brigitte Piso (Hrsg.): Zahlenspiele in der Medizin, Wien 2010

Wilkinson, Richart, Kate Pickett: Gleichheit ist Glück – warum gerechte Gesellschaften für alle besser sind, Berlin 2009

Kurt Langbein im ecowin Verlag:

„VERSCHLUSSSACHE MEDIZIN"
248 Seiten, gebunden, 2009

Leserinnen/Lesern dieses Buches könnten auch folgende bei uns erschienene Bücher gefallen:

Jean Ziegler
„DIE LEBENDEN UND DER TOD"
310 Seiten, gebunden, 2011

Manfred Stelzig
„WAS DIE SEELE GLÜCKLICH MACHT"
216 Seiten, gebunden, 2009

Siegfried Meryn/Christian Skalnik
„WER GESUND STIRBT, HAT MEHR VOM LEBEN"
258 Seiten, gebunden, 2008

Andreas Salcher
„MEINE LETZTE STUNDE"
272 Seiten, gebunden, 2010

Werner Lampert
„100 LEBENSMITTEL, DIE SIE GLÜCKLICH MACHEN"
232 Seiten, gebunden, 2008

Ursula Grohs
„NEBENWIRKUNG RAUCHFREI"
184 Seiten, gebunden, 2010

Uwe Böschemeyer
„MACHEN SIE SICH BITTE FREI"
160 Seiten, gebunden, 2012

Umschlag und Ideen:
kratkys.net

PHILOSOPHIE UND LEIDENSCHAFT

Ecowin wurde 2003 als unabhängiger Verlag gegründet.

Wir konzentrieren uns auf spannende Autoren und spannende Themen, die zu Meinungsvielfalt, Diskurs und gesellschaftlicher Entwicklung wichtige Beiträge leisten.

Als österreichischer Verlag produzieren wird von Beginn an ausschließlich umweltfreundlich in Österreich.

Wir investieren in langfristige Partnerschaften mit unseren Autoren, Produzenten und Buchhändlern.

Nichts ist für uns spannender als das nächste neue Buch.

HANNES STEINER
VERLEGER